U0711598

全国中医药行业高等教育"十二五"创新教材

高等中医药院校中药学、药学类专业实践教学创新系列教材

中药资源与鉴定实验

（供中药学、中药资源与开发、药学、制药工程、
药物制剂、生物制药及相关专业用）

主　编　翁丽丽　齐伟辰

副主编　蔡广知　张天柱　王　哲

编　者　王　哲　肖井雷　齐伟辰
李　波　张天柱　张　强
张景龙　翁丽丽　蔡广知
朱键勋　肖春萍　杨吉贤

中国中医药出版社

·北　京·

图书在版编目（CIP）数据

中药资源与鉴定实验/翁丽丽，齐伟辰主编．—北京：中国中医药出版社，2016.5（2020.12重印）
全国中医药行业高等教育“十二五”创新教材
ISBN 978-7-5132-3289-0

Ⅰ.①中…　Ⅱ.①翁…　②齐…　Ⅲ.①中药材-自然资源-中医药院校-教材
Ⅳ.①R282

中国版本图书馆 CIP 数据核字（2016）第 084788 号

中国中医药出版社出版
北京经济技术开发区科创十三街 31 号院二区 8 号楼
邮政编码　100176
传真　010 64405721
河北纪元数字印刷有限公司印刷
各地新华书店经销
*
开本 787×1092　1/16　印张 10.5　字数 241 千字
2016 年 5 月第 1 版　2020 年 12月第 2 次印刷
书　号　ISBN 978-7-5132-3289-0
*
定价 29.00 元
网址　www.cptcm.com

如有印装质量问题请与本社出版部调换
版权专有　侵权必究

社长热线　010 64405720
购书热线　010 64065415　010 64065413
微信服务号　zgzyycbs
书店网址　csln.net/qksd/
官方微博　http://e.weibo.com/cptcm
淘宝天猫网址　http://zgzyycbs.tmall.com

高等中医药院校中药学、药学类专业实践教学创新系列教材编委会

总 主 编　邱智东

副总主编　贡济宇　黄晓巍

编 委 会　（按姓氏笔画排列）

于　澎　于智萃　王　沛　王文龙　齐伟辰

孙　波　杨　晶　李　光　李丽静　李秀昌

李宜平　李艳杰　张大方　张天柱　张啸环

陈　新　尚　坤　赵跃刚　胡冬华　姜大成

徐可进　翁丽丽　陶贵斌　董金香

序

实践教学是高等学校最基本的教学形式和育人形式之一，对培养学生的科学思维方法、创新意识与能力，全面推进素质教育有着重要的作用。科学技术的进步与发展，已成为主导社会进步的重要因素。高等中医药院校必须不断地深化实践教育教学改革，以此推动人才培养观念、培养模式的转变。

2012年，教育部制订了《关于进一步加强高校实践育人工作的若干意见》（教思政［2012］1号）（下称《若干意见》），强调在教学中突出实践环节，指出：实践教学是学校教学工作的重要组成部分，是深化课堂教学的重要环节，是学生获取、掌握知识的重要途径。要求高校结合本学校的专业特点和人才培养要求，分类制订实践教学标准，增加实践教学比重，确保理工农医类本科专业的实践教学比重不少于25%。《若干意见》的这一要求，对于深化教育教学改革，提高人才培养质量，服务于加快转变经济发展方式，建设创新型国家和人力资源强国，具有重要而深远的意义。

在落实《若干意见》强化实践教学方面，长春中医药大学药学院全体师生进行了有益的探索。近年来，他们通过承担国家级人才培养模式创新实验区、国家级特色专业、国家级大学生创新创业训练项目基地等国家级质量工程项目，以及省校教学改革课题等多种方式，以教研促教改，努力增强整体教学中的实践教学比重，取得了一系列实践教学改革成果。此次组织编写的“高等中医药院校中药学、药学类专业实践教学创新系列教材”暨“全国中医药行业高等教育‘十二五’创新教材”，就是广大教师长期致力于实践教学体系、实践教学内容与实践教学模式改革的重要成果之一。

本套实践教材改革了以往实践教学附属于理论教学、实践内容侧重于验证理论的做法，经过精选、整合和创新，强调以专业培养目标为主线，形成梯度层次型教学模式和相对独立的实践教学体系，体现了实践教学的科学性、系统性、独立性和完整性，同时避免了教学和训练内容不必要的重复，使各知识点及训练项目很好地衔接，有助于学生更好地掌握规范的基本操作技术，提高学生实践能力，培养学生严谨、求实、创新的科学态度。教材结合独立开设的实验课程，增加了综合性设计性实验、科学研究训练和创新实验等内容；综合性设计性实验有助于学生专业能力提高；科学研究训练有助于学生个性发展，培养学生分析问题和解决问题的能力；创新实验有助于使学生在掌握基本实验技术的同时，对专业学科前沿有所了解，并在此基础上进行创新探索，以激发学生的专业兴趣和创新意识。编者们在教材结构设计方面的创新之举，体现了他们在强化实践教育方面的良苦用心，更展示了他们践行实践教育的坚定决心！

衷心期待本套实践教材的出版，对推动我国中医药教育发展、促进人才培养模式改革、加强专业内涵建设、提高人才培养质量会起到积极的促进作用。

长春中医药大学校长 宋柏林

2015 年 3 月

前言

实践教学是高等学校特别是高等中医药院校人才培养过程中贯穿始终、不可缺少的重要组成部分，是培养学生综合素质、实践能力、实现人才培养目标的重要环节，是巩固学科知识、训练科研素养、培养创新创业意识的重要途径。转变传统的教育观念，树立科学的质量观和人才观，转变重理论轻实践、重论证轻探究、重知识传授轻能力培养的观念，注重学思结合、知行合一、因材施教、创新实践教育和实践育人模式，是培养具有科研创新能力的研究型人才和具有实践创新能力的应用型人才的必然要求。

实践教材是实践教学的载体和依据，实践教材建设是保证实践教学质量、教材专业内涵建设的基础。因此，长春中医药大学在中药学“两段双向型”国家级人才培养模式创新实验区、中药学国家级特色专业、国家级大学生创新创业训练项目基地等质量工程项目长期研究、实践与总结的基础上，组织编写了本套“高等中医药院校中药学、药学类专业实践教学创新系列教材”，对中医药院校中药学、药学类专业实验课程和实践训练的教学内容进行了“精选”“整合”和“创新”，强调对学生的动手能力、创新思维、科学素养等综合素质的全面培养。本套教材具有以下特点：

1. 体现教学研究型大学人才培养理念　本着教学研究型大学“厚基础、宽口径、精技能、重个性”的教育理念，体现“两段双向型”培养模式。“两段”，即第一阶段为通识认知教育，第二阶段为形成和创新教育。“双向型”，一是培养与科学学位研究生教育接轨的以创新思维和创新能力为主的研究型人才；二是培养以具有创新、实践动手能力和具有实践经验为主的应用型人才。

2. 构建实践教学和实践教材新体系　按照循序渐进的教育规律，整合、更新和重组实验教学内容，将原来按课程开设的实验整合为按专业、分模块进行开设；做好课程衔接，减少不必要的重复；纵向构建“三个平台四个层次”。“三个平台”，即针对大一至大二学年，建立宽泛、雄厚的实验基本技能平台；大三学年，建立初步的分析问题、解决问题能力的专业基础平台；大四学年，建立能够对所学知识综合运用的专业平台。“四个层次”，即第一层次为基础实验，以此进行基本技能强化训练；第二层次为探索性与设计性实验，给定题目，让学生自己动手查阅文献，自行设计，独立操作，最后总结；第三层次为综合性实验，完成一个中药或化学药或生物药物从原料到成品到药效及质量评价的全过程的设计与实际操作训练，为毕业实习和就业打下良好的基础；第四层次为自主研究性实验，结合大学生研究训练计划（SRT）和大学生创新创业训练计划进行科研能力训练。

3. 突出标准操作规范　根据专业标准，科学、合理地精选实验内容，特别增加了基本知识与技能篇幅，涵盖专业标准中所涉及的基本技能操作，并以此对学生进行基本技能的规范化训练。

本套教材从整体上体现课程、学科与专业的结合，以及医药结合、学思结合、实验方法与技能训练结合，继承、发展与创新结合，集系统性、学术性、前瞻性、适用性于一体。本套教材亦可以作为学生、专业技术人员培训、竞赛及科研、生产工作的参考用书。

尽管我们在编写过程中竭尽所能，但由于涉及多学科交叉整合，时间较为仓促，因此，不妥之处在所难免，敬请各位专家、同仁和广大读者提出宝贵意见和建议，以便今后进一步完善。

邱智东

2015 年 3 月

编写说明

为加强学生素质教育，更好地培养学生的创新意识，强化实践教学，中药资源与鉴定课程组依据《药用植物学》《中药鉴定学》《中药资源学》等课程的规划教材及《中华人民共和国药典》，结合本校的教学特点，经过整合与创新，编写了《中药资源与鉴定实验》教材。

本实验教材包括上、下两篇。上篇为基础知识与技能；下篇为实验内容与方法，主要包括药用植物学、药用植物栽培学、药用植物生理与生态学、中药鉴定学及中药资源学实验。

本教材的编写宗旨是加强药用植物学、中药鉴定学等实验的基本操作技能，强化基本理论在实践中的应用，将传统的鉴定经验与现代鉴定技术有机地结合，提高学生的综合能力及创新能力。

本教材可作为中药学、中药资源与开发、药学、制药工程、药物制剂、生物制药及相关专业的实验教材，也可作为从事中药鉴定、中药资源开发与利用的科技人员的参考书。

由于中药资源与鉴定涉及的学科较多，本书在传统的实验技术基础上又进行了改革与创新，限于编者水平有限，难免存在不足之处，诚请广大读者在使用过程中提出宝贵意见或建议，以便再版时修订和完善。

《中药资源与鉴定实验》编委会

2016年3月

目　录

上篇　基础知识与技能

第一章　绪论 …… 1
第一节　课程性质及内容 …… 1
第二节　课程要求与考核方法 …… 2
第二章　基本技能 …… 3
第一节　普通光学显微镜的使用 …… 3
第二节　显微制片技术 …… 5

下篇　实验内容与方法

第三章　药用植物学实验 …… 8
第一节　基本技能实验 …… 8
植物学实验技术及细胞的基本构造 …… 8
第二节　基础实验 …… 9
实验一　植物的细胞——质体、后含物观察 …… 9
实验二　植物的组织——分生组织、基本组织、保护组织观察 …… 12
实验三　植物的组织——机械组织、输导组织、分泌组织观察 …… 14
实验四　植物的器官——根的形态、初生构造、次生构造观察 …… 16
实验五　植物的器官——茎的形态、双子叶植物茎的初生构造、木本茎的次生构造 …… 18
实验六　植物的器官——双子叶植物草质茎的次生构造、单子叶植物茎的构造、茎的异常构造 …… 20
实验七　植物的器官——叶的形态和内部构造、果实的类型和种子构造 …… 21
实验八　植物的器官——花的形态和内部构造 …… 23
实验九　早春开花植物特征鉴别 …… 25
实验十　腊叶标本制作 …… 25
实验十一　植物的分类——蔷薇科、豆科特征识别 …… 28
实验十二　植物的分类——毛茛科、十字花科特征识别 …… 30
实验十三　植物的分类——大戟科、五加科特征识别 …… 31
实验十四　植物的分类——伞形科、唇形科特征识别 …… 32
实验十五　植物的分类——桔梗科、菊科特征识别 …… 33
实验十六　植物的分类——禾本科、天南星科特征识别 …… 35
实验十七　植物的分类——百合科、姜科特征识别 …… 36

第三节 综合性及设计性试验 …… 37
未知药用植物的鉴定 …… 37
第四章 药用植物栽培学实验 …… 39
第一节 基本技能实验 …… 39
实验一 药用植物种子形态观察及种胚观察 …… 39
实验二 净度检验及千粒重测定 …… 40
实验三 药用植物种子发芽实验 …… 41
实验四 药用植物种子生活力测定 …… 42
实验五 药用植物植株干重、鲜重测定方法 …… 45
实验六 药用植物叶片参数的测定 …… 46
第二节 基础实验 …… 47
实验一 药用植物光合作用的测定——半叶法 …… 47
实验二 扦插和压条 …… 49
实验三 药用植物嫁接繁殖 …… 50
实验四 药用植物引种栽培及物候期观察 …… 53
第三节 综合性及设计性实验 …… 54
实验一 药用植物间、套作类型与光能利用 …… 54
实验二 药用植物生长周期与药用器官的形成 …… 55
实验三 药用植物宿存器官越冬前形态观察 …… 56
实验四 低温（冻害）对药用植物的影响 …… 57
实验五 药用植物生产措施和试验方案的制定 …… 58
第五章 药用植物生理与生态学实验 …… 59
第一节 基本技能实验 …… 59
细胞的活体染色和细胞类型鉴定 …… 59
第二节 基础实验 …… 60
实验一 自由水和束缚水含量的测定 …… 60
实验二 药用植物根系活力的测定 …… 62
实验三 细胞中叶绿素 a、b 含量测定 …… 64
实验四 植物呼吸强度的测定 …… 65
实验五 碳水化合物代谢酶的测定 …… 66
实验六 植物体内游离脯氨酸含量的测定 …… 68
第六章 中药鉴定学实验 …… 71
第一节 基本技能实验 …… 71
实验一 显微组织制片 …… 71
实验二 显微绘图及显微测量技术 …… 72
第二节 基础实验 …… 74
实验一 根及根茎类中药的鉴定（一） …… 74
实验二 根及根茎类中药的鉴定（二） …… 82

实验三　微量升华、荧光及显微化学反应 …… 86
实验四　茎木类中药的鉴定 …… 88
实验五　皮类中药的鉴定 …… 91
实验六　叶类中药的鉴定 …… 95
实验七　花类中药的鉴定 …… 97
实验八　果实种子类中药的鉴定 …… 101
实验九　全草类中药的鉴定 …… 106
实验十　藻菌地衣类、树脂类、其他类中药的鉴定 …… 110
实验十一　动物、矿物类中药的鉴定 …… 114
实验十二　中成药的显微鉴定 …… 119
第三节　综合性和设计性实验 …… 123
实验一　中药的水分、灰分、浸出物及挥发油的测定 …… 123
实验二　中药的电泳鉴定 …… 128
实验三　蕲蛇、乌梢蛇和金钱白花蛇的 PCR 鉴定 …… 130
实验四　中药材（饮片）的品质鉴定 …… 133
实验五　中成药的质量评价 …… 136
实验六　未知中药材的鉴定 …… 140
第七章　中药资源学实验 …… 141
实验一　药用植物资源野外调查方法与数据处理 …… 141
实验二　药用植物群落多样性调查与分析 …… 143
实验三　药用资源植物引种栽培调查 …… 147

附录　常用试剂的配制 …… 149

上篇　基础知识与技能

第一章　绪　论

第一节　课程性质及内容

《中药资源与鉴定实验》是药用植物学、药用植物栽培学、药用植物生理与生态学、中药鉴定学及中药资源学课程的配套教材。

药用植物学是一门专业基础课，主要内容包括药用植物形态、显微结构和药用植物分类三部分。学生需要掌握药用植物学的基本理论、基本知识和基本技能，即药用植物解剖学部分、形态和分类部分理论知识和运用植物学术语描述植物形态和独立鉴定药用植物的基本技能。

药用植物栽培学是植物栽培学的一个重要分支，内容包括药用植物的种质资源，播种前的选地、整地、播种、育苗、移栽、管理、采收和产地加工等整个过程。主要涉及：药用植物生长与环境的关系，包括温度、光照、水分、土壤和化感作用；药用植物栽培技术，包括栽培制度建立、土壤耕作、播种移栽、田间管理、病虫害防治、引种与驯化和细胞的工业化生产；药用植物的采收与产地加工；常见大宗药用植物的栽培技术；中药材生产质量规范化管理要求。

药用植物生理与生态学是研究植物生命活动规律及生境的科学。主要以高等植物为研究对象，研究其生长发育与形态、信息传递和信号转导、物质和能量转化、植物与环境的关系等内容。从而了解植物与环境的关系以及植物在各种环境条件下进行生命活动的规律和机制。

中药鉴定学是以传统的中药鉴别经验为基础，运用现代自然科学的方法与技术，系统地整理和研究中药的来源、品种鉴别特征、质量评价方法、开发和扩大中药资源等方面的知识。本课程以学习常用中药为主，包括中药的名称（中文名，拉丁名，英文名）、药用历史、来源鉴别、生物（或矿物）学特征、产地、采收加工、化学成分、性状鉴别、显微鉴别、理化鉴别、生物鉴别及性味功能等知识，其中以五大鉴别法为主。

中药资源学包括中药资源与环境，中药资源的分类及其特征，中药资源的自然分布、保护、开发、可持续利用以及调查。涉及东北、华北、西北、华东、华中、华南和西南等地区的中药资源区划；中药资源的保护及更新，新的中药资源的开发利用；中药资源学研究的意义及现代研究的进展等。

第二节　课程要求与考核方法

一、实验要求

1. 教学目的

实验是科学理论的实践，通过实验使学生了解课程的基本知识和基本理论内涵。通过感性知识，加深对理性知识的理解。

通过实验教学及实验操作，培养学生观察、分析等逻辑思维能力，以及独立思考、工作的能力。

2. 实验课的程序

预习：学生在实验课之前，要认真预习实验内容及教材的相关章节，了解本次实验的目的、基本原理、实验内容以及操作方法。

讲解：教师对本次实验内容的安排及注意事项进行讲解，使学生对实验内容有一个全面的了解。

实验操作：根据实验内容的不同进行分组或者独立操作。要求学生按照实验指导的内容认真操作、观察及记录。特别是有关基本技能的训练，要求反复练习，达到一定的熟练程度。

示教：一般在实验过程中，教师要安排示教的内容，帮助学生规范操作方法，掌握重点、难点内容。

实验报告：实验报告要求科学、准确，学生实事求是地书写实验报告，教师认真批改。有些课程要求当堂呈交实验报告，例如药用植物学及中药鉴定学。

总结：实验结束以后，要求师生共同总结本次实验的收获以及以后的注意事项。

实验结束以后，学生要认真清理实验用品、台面，处理垃圾，关好煤气、水、电开关。

二、考核方法

实验课考核成绩主要包括出勤情况、实验操作情况、实验报告内容以及实验考核。

实验考核在整个实验课结束以后进行，根据课程不同采用不同的方式进行，一般对每名学生进行独立考核。

第二章　基本技能

第一节　普通光学显微镜的使用

一、显微镜的基本构造

1. 机械部分

机械部分是显微镜的骨架，是安装光学部分的基座。显微镜的机械部分包括镜座、镜柱、镜臂、镜筒、物镜转换器、载物台、调焦装置等。

① 镜座：是显微镜的底座，支持整个镜体，使显微镜放置平稳。

② 镜柱：镜座上面直立的短柱，支持镜体上部的各部分。

③ 镜臂：弯曲如臂，下连镜柱，上连镜筒，为取放镜体时手握的部分。

④ 镜筒：为显微镜上部圆柱形中空的长筒，上端置目镜，下端与物镜转换器相连。

⑤ 物镜转换器：连接于镜筒下端的圆盘，可自由转动，盘上具有3～4个安装物镜的螺旋孔。当旋转转换器时，物镜即可固定在使用的位置上，保证物镜与目镜的光线合轴。

⑥ 载物台：为放置玻片标本的平台，中央有一通光孔，两侧有玻片夹，一方面可以固定玻片标本，另一方面也可以前后左右各方向移动。

⑦ 调焦装置：用以调节物镜和标本之间的距离，得到清晰的物像。在镜臂两侧有粗细调焦螺旋各1对，旋转时可使镜筒上升或下降，大的一对为粗调焦螺旋，旋转一圈可使镜筒移动2mm左右。小的一对为细调焦螺旋，旋转一圈可使镜筒移动0.1mm左右。

2. 光学部分

此部分包括物镜、目镜、聚光器、光圈等。

① 物镜：安装在镜筒前段物镜转换器上的透镜。利用光线使被检标本第一次成像，因而直接关系和影响成像的质量，对分辨力有着决定性的影响。物镜可分为4×、10×、40×、100×等。其性能可以从物镜外壳上标示着的数值孔径大小来表示。数值孔径的大小是衡量一台显微镜分辨力强弱的依据。物镜的放大倍数愈高，它的工作距离愈小，即物镜最下面透镜的表面与盖玻片上表面的距离也愈小，所以使用时应特别注意。

② 目镜：安装在镜筒上端，可将物镜的成像进一步放大。目镜上刻有放大倍数，如5×、10×、16×等。

③ 聚光器：安装在载物台下，它的作用是将光源的光线聚焦于标本上，从而得到

较强的照明，使物像获得明亮清晰的效果。聚光器可以上下调节，以改变视野的亮度，使焦点落在被检标本上，从而得到适合的亮度。

④ 光圈：在聚光器下方，由一组活动金属片组成，构成一个可开可缩的孔。在其外侧有一小柄，可以调节控制光线通过。在光圈的下方常装有滤光片架，可以放置不同颜色的滤光片。

二、显微镜的使用方法

1. 对光：将显微镜放置前方，打开光源开关，转动粗调节螺旋，将镜筒略升高（或者载物台下降），使得物镜与载物台距离略微拉开。再旋转物镜转换器，将低倍镜（4×、10×）对准载物台中央的通光孔，一般可以听到“咔哒”声。

2. 低倍镜的使用：观察任何标本都必须先用低倍镜，因为低倍镜的视野大，容易发现目标和确定要观察的部位。

放置切片：升高镜筒，将玻片标本用压片夹压住玻片两端，调节推进器，使材料正对通光孔。

调节焦距：两眼在侧面注视物镜，转动粗调焦螺旋，使镜筒下降至物镜离玻片大约5mm处，观察视野，按反方向转动粗调焦螺旋，使镜筒上升，直到看见清晰物象为止。

低倍镜的观察：焦距调好之后，可根据需要移动玻片，使要观察的部位在最佳位置上。观察物像时，也可根据材料的性质，进一步调节光源强度，以达到视野内最佳亮度的目的。

3. 高倍镜的使用

选好目标：因为高倍物镜只能将低倍物镜中央的一部分放大，因而在使用高倍物镜之前，应在低倍物镜下选好目标并移到视野中央，转动物镜转换器，换上高倍物镜（因高倍物镜工作距离很小，操作要格外小心，防止镜头碰击玻片）。

调整焦距：在正常情况下，换上高倍镜之后，在视野中即可见模糊物像，只要稍调节细调焦螺旋，即可见到清晰的物像。

4. 油镜的使用：油镜的工作距离在0.2mm之内，因此使用时更应特别小心，不要压碎玻片，损坏镜头。

使用油镜时，必须在盖玻片上滴加一滴香柏油。在观察标本时，一般不使用粗调焦螺旋，只能用细调焦螺旋调焦。油镜使用之后，应立即用拭镜纸蘸少许清洁剂［乙醚和无水乙醇（7∶3）的混合液］擦去镜头上的油迹。

5. 显微镜使用后的整理：观察结束后，关闭光源，升高镜筒，取下玻片，转动物镜转换器，使物镜镜头与通光孔错开，降下镜筒。

三、显微镜的保养

显微镜的保养要做到防潮、防热、防腐蚀、防撞击。

1. 防潮：如果显微镜长期放在潮湿的地方，透镜很容易发霉，从而影响成像质量。显微镜的某些金属部分也容易生锈，因此要注意采取防潮措施。

2. 防热：显微镜不宜在阳光下暴晒，以免造成损坏。

3. 防腐蚀：使用显微镜过程中，切忌不要将化学试剂接触到显微镜任何部位，以免引起腐蚀。更不能将化学试剂与显微镜同放一处。

4. 防撞击：搬动显微镜时千万不可撞击，如遇机件失灵，使用困难时，绝不可强行转动，应立即报告指导教师解决，以免造成损坏。

5. 其他：对显微镜光学部分的保养还应注意，不能用手指或纱布等粗糙物擦拭镜头，必须用拭镜纸轻擦或用镜头毛刷拂去灰尘。

第二节　显微制片技术

显微制片法根据制片方法和保存的需要，可以分为永久制片、半永久制片和临时制片。根据观察的目的不同，又分为切片标本片（包括横切片、纵切片）、粉末标本片表面标本片、解离组织片和磨片五种。横切片多用于观察组织的排列特征；纵切片一般用于观察木类中药的某些细胞组织特征，如导管、射线的特征；解离组织片用于观察某些单个细胞的形状，如纤维；表面片多用于观察叶、花、全草等的表面特征；粉末制片多用于观察组织碎片、细胞及后含物的特征；磨片用于坚硬药材如骨类、贝壳类及矿物类中药的显微特征观察。

一、切片制片法

切片制片是将药材切成极薄的横切片或纵切片，一般片的厚度是 7～20μm，将其放在载玻片上，封藏在适宜的介质中，必要时可将切片进行透化或染色处理，然后封藏。按照切片的手段不同可以分为徒手切片法和机器切片法。

（1）徒手切片法

取材、固定与切片：将新鲜或湿润的干药材洗净，用水浸软，选择适当部位，切割成长 2～3cm 的小段，用拇指、食指和中指夹住材料，下端用无名指托住，另手持刀片，自左向右移动手腕，牵拽切片，动作要轻而快，力求切片薄而完整，操作时材料的断面与刀口需经常用水湿润。

装片：将切得的薄片用毛笔轻轻从刀上拂下，小心地将其移入盛有清水的培养皿中，目选最薄且平整的切片，置于载玻片上，加一滴水合氯醛液于片上，加上盖玻片，既可做临时制片观察，也可将薄片滴加水合氯醛液加热透化，加上盖玻片后进行观察。加盖玻片时，应尽量避免产生气泡。如要制成半永久性标本片，可用稀甘油洗去水合氯醛，然后用甘油明胶封藏。

（2）滑走切片法

滑走切片是利用滑走切片机，将材料直接夹在上面直接进行切片，主要用于较坚硬药材的切片。切片机的主要部件有切片刀、材料推进器及调节切片厚度的机件等。

切片方法：将处理好的材料固定在推进器上的夹子中，使其高出夹约 0.5cm，在刻度盘上调节好需要切片的厚变，然后在切片夹上安装切片刀，调整好刀锋与材料切面以及刀口与材料纵轴方向所成的两个角度，均应在 30°～45°。旋动摇柄，使材料上升至其顶面离刀口 0.5～1mm，即可切片。切片时，材料和刀口都要保持湿润，每切一片后要用毛笔蘸水或稀乙醇溶液使材料的切面和刀口湿润。制片方法同徒手切片法。

（3）石蜡制片法

石蜡制片法是借助石蜡的特性，用其作为材料的填充剂和包埋剂，用石蜡切片机进行切片的制片方法。

①取材：取材要有代表性，注意取材的时间、部位和方向。一般将新鲜材料洗净泥土，视其直径大小，用利刀切割成0.2~0.5cm长度为宜；叶或者苞片，多自叶脉处切割；果实种子应剖开。干燥材料需泡软后进行切割取材。

②固定、冲洗：固定是借助化学药品的作用，使新鲜材料细胞组织的形态结构保持原来的形态。常用的固定液有F.A.A.固定液，其具有杀生固定作用，还可以做保存剂。经过固定后的材料，需要用流水冲洗至中性，必要的时候需在抽气管中抽气，进行脱水。固定的时间一般为10~20小时或者更长。干燥的药材不需固定。

③脱水：乙醇是最常用的脱水剂，将材料浸入各级（30%，40%，50%，60%，70%，80%，90%，100%）乙醇中，一般每隔1~3小时更换一级乙醇，高浓度乙醇中时间不宜过长，否则会引起组织收缩，细胞变形，无水乙醇中需更换一次，每次0.5~1小时，以利于彻底脱水。如果脱水不彻底，石蜡则不能充满整个细胞，导致制片失败。

④透明：透明的目的是引入石蜡充满整个细胞。常用的透明剂是二甲苯。为防止材料收缩变脆，在透明的过程中，应由低浓度到高浓度分级进行，一般用25%、50%、75%、100%的二甲苯。配制时需要用无水乙醇。进入纯二甲苯时，需要更换一次试剂，至材料完全透明。当细胞充满二甲苯时，即可浸蜡。

⑤浸蜡：浸蜡的目的是为了将支持剂石蜡引入细胞中，进而取代二甲苯。加固体石蜡（熔点52℃~55℃，生物制片用），应由少到多，分次加入，最后换入纯蜡，在大约55℃下，使石蜡充满整个组织细胞内即可，当材料进入纯蜡时，应更换一次纯蜡。

⑥包埋：将材料及已熔融的石蜡倾倒入备好的纸盒中，补充适量的已经熔融的石蜡，迅速用预热的镊子将材料排列整齐后，将纸盒移置冰水面上，待蜡面冷凝成膜时，将整个纸盒全部浸入冷水中，使其全部冷却，凝固成为蜡块，供切片用。

⑦切片：将包埋有材料的蜡块切成适宜大小，黏固于固着器上，修正蜡块，使材料位于中央，固定于切片机上，调整好刀的角度及切片的厚度，进行切片。切出的薄片需在显微镜下检查方向是否正确，常常以导管为基准，然后切成10~15μm厚的蜡片带。

⑧粘贴：取洁净的载玻片，涂上少量的蛋白黏合剂，滴加清水，移蜡片于水面上，在45℃左右的烘台上烘片，使蜡片展平，倾去多余的水，烘干蜡片。

⑨脱蜡：将烘干的粘有材料的玻片浸于纯二甲苯中10~15分钟，溶去材料组织中的石蜡。再移入二甲苯及无水乙醇的等量混合液中，浸5~10分钟，再移入无水乙醇中浸5~10分钟，以除尽石蜡及余下的二甲苯。此过程在染色缸内进行。

⑩染色、透明、封藏：将溶去石蜡的切片材料逐级浸入95%、80%、65%、50%的各级乙醇中，每级约5~10分钟。移入番红乙醇液中进行染色，一般需要1~4小时，擦干净残留液体，检查木化组织是否被染成红色，再依次移入60%、80%、95%乙醇溶液中，以洗去薄壁细胞被染上的红色。再移入固绿溶液进行二重染色1~2分钟，擦净残留液体，检查木化组织是否仍为红色，薄壁组织是否被染成绿色，移入95%、100%乙醇中，洗涤脱水以后，移入50%二甲苯和纯二甲苯中，进行透明，每级大约2~3分钟。如果发现溶液或切片出现浑浊现象，说明脱水不完全，应该重新脱水。此过程在染色缸中进行。将染色片擦净残留液，滴加1~2滴加拿大树脂或中性树脂以后，盖上清洁的盖玻片，防止盖入气泡，放入搪瓷盘中，自然干燥或者置恒温箱中，40℃左右干燥2~4小时以上，取出，于载玻片左面贴上标签，即得。

（4）冰冻制片法

冰冻制片法是利用滑走切片机或者旋转切片机，装上特别设计的冷冻器而进行切片。这种方法以水为支持剂，适合于含水较多的材料。这种方法制片可以保存材料中所含各种成分及细胞内含物，如脂肪或橡胶类物质，由于材料在瞬时之间冻死，细胞可以保持原来生活的状态，很少有收缩的情况。

原理：降温使材料冷冻成固定的形态，进行切片。冷冻的方式有固体的二氧化碳蒸发、液体二氧化碳的扩散或半导体降温。将材料冷冻在固着器上，切片刀也应该是低温进行切片。

方法：将新鲜柔软的材料直接冷固在固着器上，或者将材料在维持基（2% ~5% 阿拉伯胶或动物胶）内放置 6 ~12 小时（37℃），再移到 10% 的胶液中 6 ~12 小时处理后，固定在固着器上进行切片。切片时要注意控制温度，温度过低易卷片而使组织破碎，应稍停片刻再切片。温度过高，切片不成形，组织易破碎，甚至维持基溶化不能固着材料而无法切片。

二、粉末制片法

粉末标本片主要用于粉末性药材及中成药的观察。所用粉末一般要过 60 ~80 目筛。其基本制片方法如下：

取药材粉末少许，置洁净载玻片上，滴加适宜试液 1 滴，用针或牙签搅匀，待液体渗入粉末内部并充分分散后，左手食指和拇指夹持盖玻片边缘，将其左侧与液面的左侧接触，右手持镊子或解剖针托住盖玻片的右侧，将盖玻片轻轻放下，液体受压而延展，充满盖玻片下方，即得。盖玻片放平后，用滤纸片吸去溢出的液体，如液体不足，可在盖玻片边缘补加。补加液体时应在空隙的相对边缘加入，以防气泡的产生。

三、表面制片法

多用于对叶片、果实或草本植物表皮组织的观察，可观察到表皮组织细胞形态、气孔类型等。通常用镊子夹住叶片或者果实等的表面，轻轻撕取其表皮层，置于载玻片上，注意使其上表面朝上，滴加适宜封藏剂，盖上盖玻片，置显微镜下观察。

四、解离制片法

利用某些化学药品处理材料后，使组织中各细胞间层溶解而使细胞分离。解离组织标本片便于观察完整的细胞形象。处理方法依所用化学药物的不同一般分三种，即氢氧化钾法、硝铬酸法、氯酸钾法。如细胞中薄壁组织占大部分，木化组织少或分散存在，可用氢氧化钾法。如细胞中薄壁组织少，木化组织较多，可用硝铬酸法、氯酸钾法。

1. 氢氧化钾法：取少量材料置试管中，加 5% 的氢氧化钾溶液适量，沸水浴中加热，至用玻璃棒挤压材料能离散为止。倾去碱液，材料用水反复洗涤，封藏后观察。

2. 硝铬酸法：将材料放入平皿中，加入 20% 的硝酸和铬酸的等量混合液中，以浸没材料为度，室温放置，至用玻璃棒挤压材料能离散为止。根据材料的坚硬程度和木化程度，通常 0.5 ~1 小时或更长，必要时可加热至微温。然后用清水洗涤数次，封藏后观察。

3. 氯酸钾法：将材料置于试管中，加浓硝酸适量，沸水浴中加热至沸，投入少量氯酸钾粉，加热，至用玻璃棒挤压材料能离散为止。然后用清水洗涤数次，封藏后观察。

下篇　实验内容与方法

第三章　药用植物学实验

第一节　基本技能实验

植物学实验技术及细胞的基本构造

一、实验目的

1. 了解植物学基本实验技术。
2. 了解显微镜的基本构造。
3. 掌握显微镜的正确使用方法和保养。
4. 了解植物细胞的基本构造。
5. 学习临时装片法和绘图基本技术。

二、实验仪器、试剂及材料

1. 实验仪器

显微镜、镊子、解剖针、刀片、载玻片、盖玻片、培养皿、吸水纸。

2. 实验试剂

稀甘油、水合氯醛、苏丹Ⅲ、蒸馏水、碘-碘化钾试液、50%和95%乙醇、α-萘酚、20%和80%硫酸。

3. 实验材料

藓类植物鲜标本、甘草饮片、洋葱鳞茎。

三、实验内容

1. 显微镜的基本构造、使用和保养

2. 显微镜的使用方法练习

① 用藓类植物的鲜标本做临时装片，观察叶绿体的形态特征。

② 取甘草饮片，用刀片沿木栓表面纵切，取最薄的切片，用水合氯醛透化后，再用稀甘油封片（加苏丹Ⅲ亦可），观察木栓细胞的形态特征。

3. 洋葱内表皮细胞的制片

取洋葱鳞茎，用镊子撕取一块 3～5mm 大小的内表皮，放在加有蒸馏水的载玻片上，用解剖针展平，然后将盖玻片沿水滴一侧慢慢盖下，防止产生气泡，用吸水纸沿盖玻片一侧吸掉多余的水分。

（1）观察洋葱内表皮细胞的基本构造

将制好的洋葱内表皮装片置于显微镜下观察，注意洋葱内表皮细胞为长方形，排列紧密，没有细胞间隙，移动装片，选择较清楚的细胞置于视野中央，换用高倍镜观察，可见洋葱内表皮细胞结构。

① 细胞壁：是植物细胞所特有的结构。洋葱表皮细胞的细胞壁为无色透明的，镜下能看到细胞的初生壁和相邻细胞所共有的胞间层。

② 细胞质：在年幼细胞中，细胞质呈现的细小颗粒分布均匀，细胞核位于中央。而成熟的细胞中，细胞质为紧贴细胞壁的薄薄一层，细胞核呈半圆形，位于边缘。

③ 细胞核：为半透明且有较强折光性的小物体。在细胞核内还可见 1～3 个核仁。

④ 液泡：在年幼细胞中，液泡分散存在，在成熟细胞中，液泡占据细胞中央的绝大部分，细胞质、细胞核则靠近细胞壁边缘。

（2）染色观察

取上述制好的装片，将碘－碘化钾试液滴在盖玻片一侧，在盖玻片另一侧用吸水纸将水吸出，不断使碘－碘化钾试液流入盖玻片下，使洋葱内表皮细胞染色。染色后观察，可见细胞核呈深黄色，细胞质呈浅黄色，液泡未染色。

四、作业

1. 绘制甘草木栓组织表面观图。
2. 绘洋葱内表皮细胞 3～4 个。

五、思考题

1. 使用显微镜时应注意哪些事项？
2. 植物学基本实验技术有哪些？
3. 制作临时装片时应注意哪些问题？

第二节　基础实验

实验一　植物的细胞——质体、后含物观察

一、实验目的

1. 掌握质体的类型。

2. 掌握淀粉粒的形态、结构、类型和检识方法。

3. 学习徒手切片技术和表皮撕取法装片技术。

4. 掌握草酸钙结晶体和碳酸钙结晶体的类型。

5. 掌握结晶体的检识方法。

6. 学习水合氯醛透化法。

二、实验仪器、试剂及材料

1. 实验仪器

显微镜、镊子、解剖针、刀片、载玻片、盖玻片、培养皿、吸水纸。

2. 实验试剂

稀甘油、稀碘液、蒸馏水、水合氯醛、乙醚、10% 的碘甘油试液、50% 乙醇、6% 醋酸、20% 硫酸。

3. 实验材料

紫鸭跖草叶、马铃薯块茎、胡萝卜根、菠菜植物叶片、浙贝母粉末、半夏粉末、麦冬、大黄粉末、洋葱膜质鳞叶、蓖麻种子、射干粉末、地骨皮粉末、印度橡胶树叶、大麻叶、桔梗根、大丽菊块根。

三、实验内容

1. 质体

① 白色体：撕取紫鸭跖草叶下表皮，制成临时装片，置显微镜下观察，可见细胞周围有许多无色颗粒即为白色体。

② 叶绿体：取菠菜植物的绿色叶片，将部分叶肉细胞涂在载玻片上，制成临时装片，镜检可见许多椭圆形绿色颗粒即为叶绿体。

③ 有色体：取胡萝卜根一小块，用徒手切片法制成临时装片，镜检可见许多不规则的橙黄色有色体。

2. 淀粉粒

① 取马铃薯块茎一小块，用刀片刮取少许液汁，放于载玻片的水滴中，滴加稀甘油 1 滴，加盖玻片后镜检。

马铃薯淀粉粒多为单粒淀粉，且脐点多为偏心型，少有复粒淀粉，偶见半复粒淀粉。

② 取浙贝母粉末少许，加稀甘油 1 滴，用解剖针将粉末与稀甘油充分搅匀，加盖玻片后镜检。

③ 取半夏粉末少许，加稀甘油 1 滴，用解剖针将粉末与稀甘油充分搅匀，加盖玻片后镜检。

3. 结晶体

（1）草酸钙结晶体

① 簇晶：取大黄粉末少许，置载玻片上，滴水合氯醛 1 滴，在酒精灯上加热，不要蒸干，加甘油 1 滴，放盖玻片后镜检。

② 针晶：取麦冬做徒手切片，如上法做水合氯醛透化，镜检可见多数针晶束。

③ 柱晶：取射干粉末做水合氯醛透化法制片，镜检可见多数长柱形晶体。

④ 砂晶：取地骨皮少许，按上述方法制片，镜检砂晶的形态特征。

⑤ 方晶：取洋葱膜质鳞叶做整体透化装片，镜检可见细胞中的单个方晶。

（2）碳酸钙结晶体

碳酸钙结晶多存在于植物叶的表皮细胞中，一端与细胞壁相连，形如一串悬挂的葡萄，故叫钟乳体。

取印度橡胶树叶，做徒手切片，置载玻片上，加稀甘油1滴，加盖玻片后镜检。

（3）结晶体的检识方法

分别取大黄粉末和大麻叶制片，并分别加入6%醋酸和20%硫酸，观察变化并记录。

4. 糊粉粒

取蓖麻种子，剥去种皮，做胚乳的徒手切片，置载玻片上，加1～2滴乙醚，并使载玻片倾斜，让细胞内的脂类随乙醚流失，再加50%乙醇稀释，加10%碘甘油试液1滴，盖上盖玻片镜检，可见糊粉粒由一个多边形的蛋白质结晶体和1～2个球晶体及无定型的蛋白质基质组成。

5. 菊糖

取桔梗科或菊科植物的根，如桔梗、大丽菊块根，用乙醇浸泡1周，用徒手切片法在韧皮部纵切，加入乙醇一滴，加盖玻片，立即镜检。可见细胞内有扇形或圆形晶体。

另作一个切片，加α－萘酚试剂1滴，1～2秒后加80%硫酸1滴，加盖玻片，立即镜检。镜下可见菊糖边溶解边染上紫红色。

6. 脂肪油的观察

用蓖麻种子胚乳制作徒手切片，加苏丹Ⅲ溶液2滴，微热，放凉后加盖玻片。镜检可见到脂肪油被染成橘红色。

四、作业

1. 绘白色体、有色体图。
2. 绘马铃薯、浙贝母、半夏的淀粉粒图。
3. 绘制草酸钙结晶体形态图。
4. 绘蓖麻种子糊粉粒结构图。
5. 绘桔梗的菊糖图。

五、思考题

1. 有色体与色素有何区别？
2. 淀粉粒在中药材鉴定中有何意义？
3. 结晶体在中药材鉴定中有何意义？
4. 如何区别草酸钙结晶体和碳酸钙结晶体？

实验二　植物的组织——分生组织、基本组织、保护组织观察

一、实验目的

1. 掌握分生组织、基本组织的形态和特征。
2. 掌握保护组织的形态特征。
3. 掌握气孔的类型。

二、实验仪器、试剂及材料

1. 实验仪器

显微镜、镊子、解剖针、刀片、载玻片、盖破片、培养皿、吸水纸。

2. 实验试剂

稀甘油、水合氯醛、蒸馏水。

3. 实验材料

洋葱根尖纵切片、椴树茎永久切片、薄荷茎永久切片、印度橡胶树叶、马铃薯块茎或蓖麻种子、灯心草或美人蕉叶柄、落葵叶或天竺葵叶、石斛茎横切片、番泻叶或茜草叶、石竹叶、菘蓝叶或龙葵叶、毛茛叶或细辛叶、茶叶、淡竹叶、金银花花冠或天竺葵叶、薄荷叶、菊花叶或茵陈叶、石韦叶、银柳胡颓子叶或小枝、甘草饮片。

三、实验内容

1. 分生组织

分生组织存在于植物体的生长部位，如根尖、茎尖等，是能保持细胞分裂机能又不断产生新细胞的细胞群。细胞体积小，排列紧密，无细胞间隙，细胞壁薄，细胞质浓，细胞核大，无明显液泡和质体分化是分生组织的主要特征。

① 顶端分生组织：取洋葱根尖纵切片置显微镜下观察，顶端分生组织在根冠上方，呈圆锥状，细胞体积小，排列紧密，细胞核明显。

② 侧生分生组织：取椴树茎横切片置显微镜下观察，在次生木质部和次生韧皮部之间有3～5层扁平细胞排列呈环状为形成层细胞，通常称为形成层区。在椴树茎最外方为周皮，其中1～3层切向延长的细胞为木栓形成层。侧生分生组织包括形成层和木栓形成层。

2. 基本组织

在植物体中分布最广，占有较大的体积，是植物体重要的组成部分。植物体的根和茎的皮层、髓、髓射线、叶肉、果肉、种子的胚乳都是由基本组织构成的。

① 基本薄壁组织：取薄荷茎永久切片置显微镜下观察，皮层、髓、髓射线都是由基本薄壁组织细胞构成，都称为基本薄壁组织。它们的主要作用是填充和联系其他组织，并具有转化为次生分生组织的能力。

② 同化薄壁组织：取印度橡胶树叶横切水装片，镜检可看见许多叶肉细胞内均含有椭圆形的叶绿体，这种含有叶绿体的薄壁组织能进行光合作用，制造有机物，称为同化薄壁组织。

③ 贮藏薄壁组织：取马铃薯块茎或蓖麻子胚乳做徒手切片，镜检可见到许多细胞

内充满淀粉粒或糊粉粒，这些薄壁细胞都称为贮藏薄壁组织。

④ 通气薄壁组织：取灯心草的茎髓或美人蕉叶柄做横切水装片，可明显看到互相连结在一起的具通气作用的细胞腔隙。

3. 保护组织

保护组织包括初生保护组织的表皮和次生保护组织的周皮。

（1）表皮

① 表面观：撕取天竺葵叶或落葵叶的下表皮，制作水装片，镜检可看见表皮细胞呈波浪状，除气孔外不存在任何细胞间隙，且不含叶绿体，但外方常有附属物。

② 横切面观：取石斛茎永久制片观察，可见表皮细胞为长方形，外壁常增厚且有角质层。

（2）气孔的类型

① 平轴式气孔：撕取番泻叶或茜草叶的下表皮，制作水装片，镜检可见副卫细胞 2 个且长轴与保卫细胞长轴平行。

② 直轴式气孔：撕取石竹叶或薄荷叶的下表皮，制作水装片，镜检可见副卫细胞 2 个且长轴与保卫细胞长轴垂直。

③ 不等式气孔：撕取菘蓝或龙葵叶的下表皮，制作水装片，镜检可见副卫细胞 3 ~ 4 个，其中一个最小。

④ 不定式气孔：撕取毛茛叶或细辛叶的下表皮，制作水装片，镜检可见副卫细胞 3 ~4个，与表皮细胞相似。

⑤ 环式气孔：撕取茶叶下表皮，制作水装片，镜检可见气孔周围副卫细胞数目不定，呈环状排列在气孔周围。

⑥ 禾本科植物气孔：撕取淡竹叶下表皮，制作水装片，镜检可见保卫细胞呈哑铃形，副卫细胞呈三角形。

（3）毛茸

① 腺毛：取金银花花冠或天竺葵叶，制作水装片，可见到许多腺毛（腺毛由腺头和腺柄组成）。

② 腺鳞：撕取薄荷叶下表皮，制作水装片，镜检可见腺鳞正面观为 8 个细胞组成的腺头和单细胞构成的腺柄，且外方有角质层。

③ 丁字毛：撕取菊花叶或茵陈叶的下表皮，制作水装片，镜检可见丁字型非腺毛。

④ 星状毛：取石韦叶，在背面刮取少量毛茸置载玻片的水滴中，加盖玻片可见许多放射状星状毛。

⑤ 鳞毛：刮取银柳胡颓子叶或小枝表面的毛茸，置载玻片的水滴中，加盖玻片观察，可见许多由小鳞片组成的放射状鳞毛。

注意区别星状毛与鳞毛的不同。

（4）周皮

周皮是取代表皮的次生保护组织，由 3 个部分组成，即木栓层、木栓形成层和栓内层。

① 横切面观：取椴树茎横切面观察，木栓层为多层长方形细胞组成，排列紧密，无细胞间隙，细胞壁厚，木栓化；木栓形成层 2 ~3 层，且切向延长；栓内层细胞多层。

② 表面观：取甘草饮片，制作纵切片，用水合氯醛透化，加稀甘油 1 滴，盖上盖

玻片后镜检。细胞为多边形，排列紧密，无细胞间隙，细胞壁厚。

四、作业

1. 绘制气孔类型图。
2. 绘制腺毛、腺鳞、非腺毛图。
3. 绘制木栓层细胞表面观图。

五、思考题

1. 植物体中侧生分生组织有哪些？
2. 保卫细胞有哪些特征？

实验三　植物的组织——机械组织、输导组织、分泌组织观察

一、实验目的

1. 掌握厚角组织和厚壁组织的细胞形态和特征。
2. 掌握导管和管胞的细胞特征和类型。
3. 掌握筛管、筛胞的细胞特征。
4. 掌握分泌组织的细胞特征。

二、实验仪器、试剂及材料

1. 实验仪器

显微镜、放大镜、解剖针、刀片、镊子、载玻片、盖玻片、培养皿、吸水纸、酒精灯。

2. 实验试剂

苏丹Ⅲ、间苯三酚、66%硫酸、浓硫酸、水合氯醛、稀甘油、蒸馏水。

3. 实验材料

芹菜叶柄、接骨木幼茎横切片、薄荷茎、肉桂解离材料、桂枝解离材料、五味子果核解离材料、葡萄茎解离材料、向日葵纵切片、南瓜茎横切片和纵切片、梨、松茎横切片、姜根茎、橘皮、丁香花、小茴香果实、桔梗根。

三、实验内容

1. 机械组织

根据细胞壁增厚部位和程度不同，机械组织分为厚角组织和厚壁组织。

（1）厚角组织

厚角组织是生活细胞，具有不均匀增厚的细胞壁。

① 真厚角组织：取芹菜叶柄，做徒手切片，加稀碘液1滴、66%硫酸1滴，加盖玻片后镜检。镜下可见在棱角处的表皮下方有一些细胞的细胞壁被染成蓝色，即为厚角组织。

② 片状厚角组织：取接骨木幼茎横切片，镜下可看到在皮层中有一些切向壁增厚的细胞，即为片状厚角组织。

③ 腔隙厚角组织：取薄荷茎做徒手切片，镜下可见皮层外方有腔隙厚角组织。

（2）厚壁组织

厚壁组织细胞壁全部木质化增厚，成熟细胞为只留下细胞壁的死细胞，在植物体中起支持作用。

① 纤维：取肉桂或桂枝的解离材料 1 滴，加盖玻片，镜下观察可见纤维呈长梭形，细胞腔小，具纹孔。

② 石细胞：是由薄壁细胞的细胞壁强烈增厚而成，不同植物中的石细胞形态变化很大，因而是中药材鉴别的主要依据。

取五味子果核解离材料和梨的水装片进行观察，注意观察石细胞的结构及两种植物细胞中石细胞的不同。

2. 输导组织

植物体中的输导组织分为两类：一类是木质部中的导管和管胞，主要运输水分和无机盐；另一类是韧皮的筛管、伴胞筛管，主要运输有机养料。

① 导管：是被子植物的主要输导组织，细胞呈长管状，端壁具穿孔。细胞壁增厚过程中形成不同纹理，是粉末类药材鉴定的主要依据。

取向日葵纵切片、南瓜茎纵切片、葡萄茎解离材料，观察导管类型。注意区别梯纹导管和网纹导管。

② 管胞：是蕨类植物和多数裸子植物的主要输导组织。

取松茎纵切片观察，在木质中被染成红色，两端斜尖没有穿孔的长管状细胞均为管胞。能清楚观察到管胞细胞壁上的具缘纹孔。

③ 筛管、伴胞

横切面观：取南瓜茎横切永久制片，在韧皮部中可见许多呈多边形的筛管和一个三角形或长方形的小型细胞为伴胞。高倍镜下，某些筛管可见筛板的特征。

纵切面观：取南瓜茎纵切片观察，在韧皮部中可看到许多长管状细胞，内有漏斗状的原生质联络索，筛管壁上的筛孔明显，筛管旁边有伴胞。

3. 分泌组织

分泌组织是由某些具有分泌蜜汁、乳汁、树脂、挥发油等物质的细胞所构成的且有一定形态结构的组织。根据分泌物是否积累在植物体内还是排出体外，常分为外部分泌组织和内部分泌组织。外部分泌组织（如腺毛）已在保护组织实验中观察，这里仅观察常见的内部分泌组织。

① 油细胞：取姜根茎做徒手切片，镜检可见在基本薄壁组织中，有一些大型、金黄色的圆形或椭圆形细胞，其内含有挥发油，用苏丹Ⅲ染色变为橙红色。

② 油室（分泌室）

溶生式分泌腔：取新鲜橘皮，沿果皮切向面做徒手切片，镜检可见分泌腔周围有许多破损的细胞壁，腔内有大量的分泌物。

裂生式分泌腔：取丁香花瓣碎片，制作水合醛透化片，镜检可见分泌腔周围的分泌细胞完整，细胞小、色浓、排列紧密。

③ 油管：油管是由多数分泌细胞形成的管道，油管常沿轴向分布于植物器官内，横切面与分泌腔相似，纵切面呈管状。

取小茴香果实，制作徒手切片，镜检可见果皮腹面的两个油管及主棱之间的油管。油管呈椭圆形。

④ 树脂道：树脂道结构与油管相似，分泌物是树脂，故称树脂道。

取松茎永久制片，可见许多大小不等的，由分泌细胞（上皮细胞）围成的腔穴，常呈圆形或椭圆形即为树脂道。

⑤ 乳汁管

有节乳汁管：取桔梗根，做纵切徒手片。镜检可见有许多颜色深暗呈网状分枝的长形细胞，即为有节乳汁管。如加苏丹Ⅲ试液，乳汁被染成橙红色。

无节乳汁管：取大戟属植物的根，做纵切徒手片。镜检可见每个乳汁管都由1个细胞构成。

四、作业

1. 绘纤维、石细胞图。
2. 绘所观察到的导管形态图。
3. 绘筛管的横切面和纵切面图。
4. 绘桔梗乳汁管形态图。
5. 绘油细胞、树脂道形态图。

五、思考题

1. 如何区别真厚角组织和腔隙厚角组织？
2. 厚角组织和厚壁组织的细胞特征有哪些？
3. 输导组织的细胞特征有哪些？
4. 分泌组织在中药材鉴定中有何意义？

实验四　植物的器官——根的形态、初生构造、次生构造观察

一、实验目的

1. 掌握根系的类型。
2. 掌握变态根的种类。
3. 掌握根的初生构造特点。
4. 掌握双子叶植物根的次生构造。
5. 掌握根的异常构造。

二、实验仪器及材料

1. 实验仪器

显微镜、镊子、培养皿。

2. 实验材料

人参根、蒲公英根、黄芪根、萝卜、何首乌、天门冬、薏苡、石斛、菟丝子、桑寄

生、浮萍、龙胆根、毛茛根永久切片、细辛根永久切片、鸢尾根永久切片、防风根横切片、怀牛膝根横切片。

三、实验内容

1. 根系的类型

① 直根系：观察人参根、蒲公英根的形态特征，注意观察主根、侧根、纤维根。

② 须根系：观察龙胆根系，注意主根、侧根区别是否明显。

2. 根的变态

① 贮藏根：取萝卜、黄芪或甘草、胡萝卜观察肉质直根的形态特征，取何首乌、麦冬观察块根的形态特征。

② 支持根：观察薏苡根或玉蜀黍茎基部的不定根。

③ 攀援根：观察常春藤茎上的攀援根。

④ 气生根：观察石斛标本。

⑤ 水生根：观察浮萍标本。

⑥ 寄生根：观察菟丝子、桑寄生的标本。

3. 根的初生构造

（1）双子叶植物根的初生构造

取毛茛根横切永久制片，从外至内镜检可见 3 个部分：表皮、皮层、维管柱。

① 表皮：根最外层细胞，排列紧密，无胞间隙，有些切片中可见根毛。

② 皮层：在表皮以内，占有相当大的部分，由多层排列疏松的薄壁细胞组成。可明显地区分为外皮层、皮层薄壁细胞和内皮层 3 个部分。紧接表皮的一层细胞，排列紧密，为外皮层；外皮层以内的多数薄壁细胞，有胞间隙，为皮层薄壁细胞；皮层最内一层细胞排列紧密，有凯氏点或凯氏带为内皮层。

③ 维管柱：为皮层以内所有组织结构的统称。包括中柱鞘、初生木质部和初生韧皮部。

中柱鞘：为紧贴内皮层的一层排列紧密的细胞，具有潜在的分生能力。

初生木质部：在中柱鞘之内包括原生木质部和后生木质部。观察初生木质部的导管是否分化至中心。

初生韧皮部：位于木质部之间，注意观察筛管的形态特征。

（2）单子叶植物根的初生构造

观察鸢尾根永久切片，注意区别与双子叶植物根的不同点。

4. 双子叶植物根的次生构造

观察防风根永久横切片，先用低倍镜从外向内观察各部分组织，然后用高倍镜观察详细的细胞特点。

（1）周皮

周皮由木栓层、木栓形成层、栓内层组成。

① 木栓层：周皮最外方的多层细胞，排列紧密，细胞壁木栓化，为死细胞。

② 木栓形成层：1 ~2 层细胞，细胞切向延长，由中柱鞘细胞转化而来。

③ 栓内层：由一些薄壁细胞构成，在栓内层中有油管分布。

（2）维管组织

次生构造维管组织是栓内层以内的所有组织结构。

① 次生韧皮部：由筛管、伴胞、筛胞、韧皮薄壁细胞、韧皮纤维和韧皮射线等组成。在次生韧皮部中有多数油管。韧皮射线弯曲是防风根的主要特征。由于韧皮射线弯曲而使韧皮部一些细胞分离形成裂隙。

② 形成层：在次生韧皮部与次生木质部之间，为形成层区。细胞排列紧密，为扁长方形。

③ 次生木质部：位于形成层以内的绝大部分。包括导管、管胞、木薄壁细胞、木纤维和木射线。

④ 初生木质部：位于根的中央，注意没有木射线。

⑤ 次生射线：韧皮射线和木射线合称为维管射线，维管射线即次生射线。由1～2列薄壁细胞组成，呈放射状排列，具有横向运输的作用。

5. 根的异常构造

取怀牛膝根永久切片观察，最外方为木栓层，由4～8列扁平细胞组成，其内为数层薄壁细胞。维管组织占有很大一部分，分布多数异型维管束，续断排列2～4轮，最外轮维管束小，形成层几乎连接呈环状。根中央为正常维管束，木质部为二原型。

四、作业

1. 绘毛茛根横切部分详图，标出各部分名称。
2. 绘防风根横切部分详图，标注名称。
3. 绘怀牛膝根横切部分简图，标注各部分名称。

五、思考题

1. 什么叫直根系、须根系？
2. 双子叶植物根与单子叶植物根有何异同？
3. 双子叶植物根的次生构造与初生构造有哪些区别？

实验五　植物的器官——茎的形态、双子叶植物茎的初生构造、木本茎的次生构造

一、实验目的

1. 掌握茎的形态和变态类型。
2. 掌握茎的初生构造。
3. 掌握双子叶木本茎次生构造。

二、实验仪器及材料

1. 实验仪器

显微镜。

2. 实验材料

三年生杨属植物的枝条、松的长短枝、天门冬、山楂枝条、葡萄茎、玉竹根茎、山慈菇、洋葱鳞茎、山药、向日葵茎横切片、椴树茎永久切片。

三、实验内容

1. 茎的形态

（1）茎的构造

观察三年生杨属植物枝条，注意区分节、节间、顶芽、腋芽、叶痕、皮孔。

观察松枝，注意区分长枝和短枝。

（2）茎的变态

① 叶状枝：取天门冬标本观察，茎变态为绿色叶状体，叶退化成鳞片状。

② 枝刺：由腋芽发育而成的变态类型，观察山楂枝条。

③ 茎卷须：取葡萄茎，观察由顶芽形成的茎卷须。

④ 根状茎：观察玉竹根状茎，区分节、节间、退化的鳞片叶、顶芽、侧芽。

⑤ 球茎：取山慈菇观察，区分顶芽、侧芽、节、节间、膜质叶。

⑥ 鳞茎：取洋葱观察，区别鳞茎盘、鳞叶、鳞茎盘下方的不定根。

⑦ 小块茎：取山药标本观察由腋芽变态而成的小块茎。

2. 茎的初生构造

取向日葵茎横切片观察。茎的初生构造由表皮、皮层、维管柱 3 部分组成。

① 表皮：一层细胞，排列紧密，外壁常角质增厚，有些切片可见毛茸等附属物。

② 皮层：多层薄壁细胞，具细胞间隙，皮层占有一小部分。注意观察是否有外皮层、皮层薄壁细胞和内皮层的分化。

③ 维管柱：包括维管束、髓、髓射线。

维管束：无限外韧维管束。韧皮部外侧有韧皮纤维。

髓：在茎中央，由多数薄壁细胞组成，有贮存功能。

髓射线：位于两个维管束之间，外接皮层，内接髓部的薄壁细胞，有横向运输作用。

3. 双子叶木本植物茎的次生构造

取椴树茎横切片观察，由周皮和次生维管组织两部分组成。

（1）周皮

注意区别木栓层、木栓形成层和栓内层。

（2）次生维管组织

① 次生韧皮部：由于髓射线在此部分排列呈喇叭形，因而韧皮部细胞则排列成梯形。韧皮纤维与韧皮薄壁细胞、筛管、伴胞间隔排列。

② 形成层：3 ~ 5 层排列紧密的细胞层区域。

③ 木质部：在形成层以内，占有很大部分。注意观察早材和晚材的区别，次生木质部的细胞组成。

④ 髓：由多数薄壁细胞组成，在茎的中央。

⑤ 髓射线：在韧皮部呈喇叭状，木质部中为 1 ~ 2 列细胞。

⑥ 次生射线：由 1 ~2 列细胞组成，具有横向运输作用。

四、作业

1. 绘制向日葵茎初生构造部分详图，标明各部分名称。
2. 绘次生构造部分简图。
3. 绘次生构造部分详图，标明各部分名称。

五、思考题

1. 双子叶植物根与茎初生构造有哪些异同点？
2. 双子叶木本茎次生构造的主要特点有哪些？

实验六　植物的器官——双子叶植物草质茎的次生构造、单子叶植物茎的构造、茎的异常构造

一、实验目的

1. 掌握双子叶植物草质茎次生构造的特点。
2. 掌握单子叶植物茎的构造。
3. 掌握根状茎的构造及异常构造。

二、实验仪器及材料

1. 实验仪器

显微镜。

2. 实验材料

薄荷茎横切片、玉蜀黍茎横切片、大黄根茎横切片。

三、实验内容

1. 双子叶植物草质茎的次生构造

取薄荷茎横切片，镜检可见以下几个部分：表皮、皮层、维管束、髓、髓射线。

① 表皮：一层生活细胞，有些切片可见毛茸等附属物。

② 皮层：由多层排列疏松的细胞组成，在棱角处有厚角组织。内皮层具凯氏点。

③ 维管束：位于棱角处的 4 个维管束较大，其余部位维管束较小。维束管排列呈环状，有明显的束间形成层。

④ 髓：由多数大型的薄壁细胞组成。

⑤ 髓射线：位于维管束之间的薄壁细胞，宽窄不一。

2. 单子叶植物茎的构造

取玉蜀黍横切片观察。单子叶植物茎的构造由表皮、基本组织和维管束 3 部分组成。

① 表皮：位于外方，细胞排列整齐，长方形，外壁有角质层。

② 基本组织：由多数薄壁细胞组成，其中分布许多有限外韧维管束。

③ 维管束：散在于基本组织中。注意观察维管束鞘、韧皮部、木质部和气室的位置。

3. 茎的异常构造

取大黄根状茎横切片观察。低倍镜下可见在正常维管束外，髓部有许多星点状的异型维管束，射线呈星芒状排列。

四、作业

1. 绘薄荷茎横切部分详图。
2. 绘玉蜀黍横切部分详图。
3. 绘玉蜀黍一个维管束详图，标明各部分名称。

五、思考题

双子叶植物木质茎与草质茎的次生构造有何区别?

实验七　植物的器官——叶的形态和内部构造，果实的类型和种子构造

一、实验目的

1. 掌握叶的形态及单叶与复叶的区别。
2. 掌握叶片的内部构造。
3. 掌握果实的结构及类型。
4. 了解种子的形态特征。

二、实验仪器及材料

1. 实验仪器

显微镜、解剖镜、放大镜、镊子、刀片、解剖针、培养皿。

2. 实验材料

油松、麦冬、薄荷、柳、桑、桃、连钱草、细辛、银杏、胡枝子、人参、刺五加、刺槐、苦参、夹竹桃、落叶松、东北天南星、百合、仙人掌、山野豌豆、茶叶横切片、淡竹叶横切片、苹果、黄瓜、橘子、龙葵、萝藦、板栗、曼陀罗、石竹、向日葵、罂粟、伞形科果实、蓖麻种子、菜豆、芍药果实、八角茴香、桑椹。

三、实验内容

1. 叶的观察

（1）叶的形态

① 单叶：取油松、麦冬、薄荷、柳、桑、桃、连钱草、细辛、银杏观察，注意区分叶皮、叶柄、托叶、叶端、叶茎、叶缘、叶脉类型。

② 复叶：取胡枝子、人参、刺五加、刺槐、苦参观察，注意区别三出复叶、掌状复叶和羽状复叶。

(2) 叶序

取桃、薄荷、夹竹桃、落叶松观察互生叶、对生叶、轮生叶、簇生叶。

(3) 叶的变态

取东北天南星、百合、仙人掌、山野豌豆观察叶的变态类型。

2. 叶片的内部构造

(1) 双子叶植物叶片的构造

取茶叶横切片观察，可见以下部分。

① 表皮：上、下表皮均为一层扁平细胞组成，除气孔外不存在胞间隙，表皮外方有角质层、毛茸等附属物。

② 叶肉：栅栏组织细胞呈圆柱形，排列紧密，细胞中有叶绿体。海绵组织多层，细胞排列疏松，有很大的胞间隙，细胞中也有叶绿体分布。

③ 叶脉：叶脉即为叶片中的维管束，其类型为无限外韧维管束，但形成层活动微弱。在主脉上下表皮内侧及韧皮部、木质部外方常见有厚角组织分布。

(2) 单子叶植物叶片的构造

取淡竹叶横切片观察。

① 表皮：上表皮细胞大小不一，细胞壁很薄，泡状细胞为扇形；下表皮细胞较小，排列紧密。

② 叶肉：由许多排列疏松的薄壁细胞组成，细胞内含有叶绿体，无栅栏组织和海绵组织的分化。

③ 叶脉：维管束外方有维管束鞘的结构，维管束类型为有限外韧型维管束。

3. 果实的类型

① 单果：由单心皮或多心皮合生雌蕊形成的果实。

② 聚合果：由1朵花中多数离生心皮雌蕊形成的果实。

③ 聚花果：由整个花序发育而形成的果实。

取不同的果实材料，注意观察心皮数目，是否联合，子房室数，胎座类型。

4. 种子的结构

① 取蓖麻种子观察种皮外方的结构，注意区分种脐、种孔、合点、种脊和种阜。

② 取菜豆观察胚的组成部分。

四、作业

1. 绘茶叶主脉横切面详图，标明各部分名称。
2. 绘菜豆纵剖面图，标明各部分名称。
3. 完成下表。

表3-1 果实类型和主要特征

果实类型	实验材料	主要特征
单果		
聚合果		
聚花果		

五、思考题

1. 双子叶植物与单子叶植物叶片的内部构造有哪些不同?
2. 果实的分类依据有哪些?

实验八　植物的器官——花的形态和内部构造

一、实验目的

1. 掌握被子植物花的构造。
2. 掌握常见的花冠类型。
3. 掌握常见的雄蕊、雌蕊的类型。
4. 了解胎座的类型。

二、实验仪器及材料

1. 实验仪器

解剖镜、放大镜、镊子、刀片、解剖针、培养皿。

2. 实验材料

桃花(杏花)、白菜花、树锦鸡儿花、向日葵花序、益母草花、铃兰花、玉竹花、马铃薯花、桔梗花、百合花、锦葵花、金丝桃花、毛茛花、梨花、石竹花、白屈菜果实、苹果、白头翁花、豌豆。

三、实验内容

1. 被子植物花的构造

取桃花或杏花进行解剖观察,注意区分花梗有无、花托形状、萼片、花瓣的分离或联合及数目,雄蕊、雌蕊数目。

2. 花冠类型

取白菜花、树锦鸡儿花、向日葵舌状花、向日葵管状花、益母草花、铃兰花、玉竹花、马铃薯花、桔梗花进行观察,确定花冠类型。注意观察花瓣数目、排列方式,是否联合或分离。

3. 雄蕊类型

① 单体雄蕊:取锦葵花进行观察,雄蕊的花丝联合,花药分离。

② 二体雄蕊:取树锦鸡儿花进行观察,10 枚雄蕊,9 枚花丝联合,1 枚花丝分离。

③ 四强雄蕊:取白菜花进行观察,6 枚雄蕊,4 枚花丝长,2 枚花丝短。

④ 二强雄蕊:取益母草花观察,4 枚雄蕊,2 枚花丝长,2 枚花丝短。

⑤ 多体雄蕊:取金丝桃花观察,花丝联合成数束(花丝基部明显)。

⑥ 聚药雄蕊:取向日葵管状花观察,雄蕊的花丝分离,花药联合。

4. 雌蕊类型

① 单雌蕊:1 个心皮构成的雌蕊。取桃花或杏花进行观察。

② 复雌蕊：由 2 个以上心皮构成的雌蕊，有的 1 室，也有多室。取白屈菜果实、苹果、梨花进行观察。

③ 离生心皮雌蕊：多数离生心皮雌蕊聚生在一个花托上。取毛茛花、白头翁花进行观察。

5. 子房位置

① 子房上位：将杏花或桃花纵剖，可见花托下凹呈杯状，子房基部着生在花托上。另取树锦鸡儿花观察，花托平坦，花的各部分均着生在子房下方的花托上。

② 子房下位：取梨花进行观察，纵剖面可见花托下陷，子房壁与花托愈合。

③ 子房半下位：将桔梗花纵剖，可见子房下半部分与花托愈合，花的各部分着生在花托边缘。

6. 胎座类型

① 边缘胎座：取豌豆果实观察，可见 1 心皮雌蕊，子房 1 室，胚珠着生在腹缝线上。

② 侧膜胎座：取黄瓜观察，5 心皮，子房 1 室。

③ 中轴胎座：取苹果观察，5 心皮，5 个子房室。

④ 特立中央胎座：取石竹花观察，3 心皮，1 个子房室，胚珠着生在隔膜消失的中轴上。

四、作业

1. 绘桃花或杏花的纵剖面图。
2. 写出解剖花的花程式。
3. 根据花冠类型的观察，填写下表。

表 3-2　花冠类型和特征

实验材料	花冠类型	花冠特征
桃花		
白菜花		
……		

表 3-3　常见植物的雄蕊及胎座类型

实验材料	雄蕊类型	胎座类型	花程式
桃花			
百合花			
桔梗花			
……			

五、思考题

怎样判断心皮数目？

实验九　早春开花植物特征鉴别

一、实验目的

1. 掌握早春开花植物基本分类方法。
2. 识别早春开花植物。
3. 练习使用植物检索表等工具书。

二、实验仪器及材料

1. 实验仪器

放大镜、小镊子、解剖用具、植物检索表。

2. 实验材料

早春野外实习采集的新鲜标本及野外记录。

三、实验内容

1. 材料鉴定识别

① 观察标本，辨别主要科分类特征，根据野外记录，确定分类地位（科、属、种）。总结科属主要特征，确认到“种”。

② 明确种的中文名，利用工具书标注拉丁学名，标注主要鉴定依据。

2. 特别观察

观察十字花冠、唇形花冠、佛焰花序、聚合瘦果、副花萼等解剖特征。

① 马兜铃科：北细辛。

② 金粟兰科：银线草。

③ 十字花科：菥蓂、葶苈、荠菜、白花碎米芥、风花菜。

④ 蔷薇科：莓叶委陵菜。

⑤ 毛茛科：朝鲜白头翁、毛茛、驴蹄草、多被银莲花、侧金盏。

⑥ 罂粟科：齿瓣延胡索、东北延胡索、白屈菜、荷青花、珠果紫堇。

⑦ 百合科：朝鲜顶冰花、北重楼。

⑧ 天南星科：东北天南星、朝鲜天南星。

四、作业

1. 总结罂粟科、毛茛科、十字花科、蔷薇科（委陵菜属）、天南星科的主要特征。
2. 编写早春实习所采集的植物名录，名录包含中文名、学名、科、主要特征（简要）。

实验十　腊叶标本制作

一、实验目的

掌握腊叶标本制作的实践操作技能。

二、实验仪器、试剂

1. 实验仪器

腊叶标本夹、采集箱、烘箱、枝剪、砍刀、高枝剪、铲子、号牌、吸水草纸、麻绳、放大镜、PDA（GPS）、解剖针、剪刀等。

2. 实验试剂

酒精、升汞（$HgCl_2$）、无水乙醇

三、实验内容

1. 腊叶标本采集

（1）采集方法

腊叶标本采集时，应遵循下列原则：

① 木本药用植物腊叶标本采集时先取有花、果的完整枝条剪下，长度为25～30cm，叶、花、果太密时可适当疏去一部分（疏去时要留叶柄）。同时剥取一小块树皮，以利于鉴定。

② 草本药用植物采集时，一般要连根挖出，这样根、茎、叶、花或果就全了。如果超过1m以上，把它折成“N”字形收压起来或分成几段（上段带有花果，中段带叶，下段带根），将几段汇成一份腊叶标本，但要注意将全草高度记录下来。采3～5份同样的腊叶标本，稍加修剪整齐，每份腊叶标本采集后，必须挂上号牌。

③ 有些药用植物为雌雄异株，必须分开采集腊叶标本，而且要注意不要搞错。一些寄生性的药用植物如桑寄生、槲寄生、菟丝子等，采集时应注意连寄主一起采集。

④ 采集一种药用植物时，必须仔细观察药用植物的生长环境、形态特征，注意其主要特点，如花颜色、气味，几经压制后看不出的特征，必须就地对其形态特征加以记录。记录本上的号码必须与腊叶标本上号牌的号码一致，以防混淆。这样即便采集的腊叶标本有时只是药用植物体的一部分，但有了详细的文字记录，就成了完整的腊叶标本了。

⑤ 原则上同株药用植物腊叶标本编同一号码，不同株的应编另一号码，以免混乱，尤其是木本药用植物腊叶标本必须这样做。

⑥ 采集时要考虑药用植物资源，不可乱砍滥伐。

（2）记录方法

野外采集必须具有现场记录，记录内容有专门记录本可按其格式填写。药用植物地方名、用途、生态环境（山坡、林下或水沟边等）、海拔高度、花果颜色、气味、乳汁等都要当时记录，否则就影响鉴定的正确性。采集记录的同时要按种编号，号码写在标签牌上，然后用线拴在腊叶标本上，号码同记录本号码一致，这样就可按记录本上的号码找到腊叶标本，不致错误。另外写野外记录和号牌标签应用铅笔，而不用圆珠笔或钢笔，这样不易褪色。

2. 腊叶标本制作

（1）腊叶标本压制

① 采回的腊叶标本应及时整修压制，以免花、叶变形、变色，无法保持原有形状，

而失去保存价值。

② 先将一块腊叶标本夹放平，按腊叶标本夹大小铺放5~6层麻纸，纸上放腊叶标本，对腊叶标本进行整修，对过多的枝、叶、花、果要适当摘去一部分，以免重叠而霉变。腊叶标本各部分均不可露出腊叶标本纸外，每层腊叶标本纸上视腊叶标本大小而放置腊叶标本，需四周高低一致，不可一侧厚一侧薄。每份腊叶标本从正面应看到叶背面和腹面两个面上的特征。整理好的每份腊叶标本上再盖2~4层麻纸，以此类推，大约压制50~80份腊叶标本后，最上面盖5~6层麻纸，将另一块腊叶标本夹盖在上面，用麻绳将腊叶标本夹四周捆紧，捆时注意四周用力一致，捆得平展即可。注意压制腊叶标本时必须按腊叶标本编号顺序放好，切不可乱放。捆绑好的腊叶标本夹可放在通风处阴干。

③ 腊叶标本压制的最初4~5天内，必须每天翻压一次，用干麻纸替换湿麻纸，决不可疏忽大意，否则就会使腊叶标本霉变、落叶、落花或变色。4~5天后可隔2~3天换一次纸，可捆松点，以免损坏腊叶标本，直至完全干燥为止。换纸的过程要注意对植株的再次整形，换下的湿麻纸要及时晾干、晒干或烘干以备使用。

④ 换纸过程中，如有花、果、叶脱落，可另装入小纸袋内，记上相同采集号，附在腊叶标本上。对于肉质药用植物、块根、块茎、鳞茎、肉质果等不易干燥或各部易脱落的腊叶标本，要在压制前用沸水冲烫数分钟，待水晾干后再压制，这样处理既利于腊叶标本压干又可避免其脱落。

⑤ 对某些药用植物过大的根、果不便与腊叶标本同时压制的，可挂同一编号的号牌，晾干、晒干，单独妥善保存。

（2）腊叶标本消毒和装订

腊叶标本压干后，通常要进行消毒，因为腊叶标本上往往有虫卵或霉菌孢子。消毒一般用升汞（$HgCl_2$）和酒精（95%）配成千分之二至千分之五的升汞酒精溶液。先将溶液放在瓷盘内，将腊叶标本浸透静止5分钟左右，即可用竹筷（不能用铁器）夹起，放在干的吸水草纸中，压干后可以避免生霉及虫害（升汞溶液有剧毒，用时注意防毒）。消毒后上台纸，这样不致把腊叶标本弄坏。

（3）腊叶标本装订

① 台纸准备好（台纸规格30cm×40cm或再大些），将消毒过的腊叶标本贴在台纸上，贴时按自然状态，即先端向上，基部向下，放置在台纸上适当位置，用涂阿拉伯胶（或桃胶）的布条将腊叶标本贴附在台纸上或用线缝上，贴和缝的位置，以固定腊叶标本为准。如腊叶标本上有脱落的果实和种子，可以用玻璃纸袋装之，贴在台纸左上角或右上角。

② 经过分科、分属、分种鉴定之后，可将鉴定标签贴在右下角，野外记录贴在左上角，这样就成为完整的腊叶标本。放入腊叶标本橱内密封保存，以便研究和教学时使用。对已上台纸的储存腊叶标本，消毒亦可设立专门的密封消毒容器或单独消毒房间，但必须远离工作房屋以免中毒。消毒时把装好的腊叶标本放在消毒容器内或房间内，用氰化钾或臭气熏杀腊叶标本上的所有昆虫和菌类孢子等。这些消毒药器均有剧毒，必须严格防止漏气，在熏杀36~48小时后，利用远距离操作，将消毒容器或消毒房间的门窗全部打开，待毒气充分熏散之后，取出全部消毒腊叶标本，存放在药用植物腊叶标本

橱内，密封保存。

（4）腊叶标本保管和使用

① 腊叶标本按科的分类系统进行分科后，用牛皮纸夹好，在左下角写出科的系统编号，科名（学名）；科内的属、种分别用牛皮纸夹好，写好学名，按字母顺序排列。

② 将牛皮纸夹好的腊叶标本依科的顺序放入腊叶标本柜内，柜门外贴上相应科的顺序。

③ 采取防潮、防虫措施：可放置干燥剂、樟脑丸等，注意关好柜门。

④ 腊叶标本室应有专人保管，并建立严格的使用制度；腊叶标本室应配备观察腊叶标本用的桌、椅、解剖镜、放大镜及有关工具等。保持腊叶标本室干燥、通风和整洁。

⑤ 看完后的腊叶标本应立即入柜，切勿放置在外。

四、作业

对制作完成的腊叶标本进行鉴定。提交二份上好台纸的标本。

表 3-4　腊叶标本鉴定签

采集号	采集地点
科名	中文名称
学名	采集时间
采集人	鉴定时间
鉴定人	

实验十一　植物的分类——蔷薇科、豆科特征识别

一、实验目的

掌握蔷薇科、豆科植物的主要特征，识别常见药用植物。

二、实验仪器及材料

1. 实验仪器

解剖镜、解剖用具、放大镜。

2. 实验材料

土庄绣线菊的花、杏花、秋子梨花、山刺玫的花、地榆、龙牙草、山里红、树锦鸡儿、黄芪、甘草、苦参、山野豌豆、合欢、槐。

三、实验内容

1. 蔷薇科

特征：草本、灌木、乔木。常具刺。单叶或复叶，有托叶；花两性，花托凸起或凹

陷；花被与雄蕊合生成花筒；萼片5，花瓣5；雄蕊多数；蓇葖果、瘦果、核果、梨果。

土庄绣线菊（*Spiraea pubescens* Turca.）：先取枝条观察，注意叶序、叶形，有无托叶，花序类型。取一朵花观察，注意萼片、花瓣、雄蕊数目，雌蕊数目，花筒形状，子房位置，果实类型。茎髓药用。

山刺玫（*Rosa davurica* Pall.）：托叶附着于叶柄上，花瓣5，深红色，雄蕊多数，雌蕊多数，子房上位，聚合瘦果。根、花、果实入药。

杏（*Prunus armeniaca* L.）：单叶互生，花瓣5，雄蕊多数，1心皮，子房上位，核果。种子药用。

秋子梨（*Pyrus ussuriensis* Maxim.）：花序密集，花瓣白色，花柱5，分离，子房下位，梨果。果实和叶药用。

地榆（*Sanguisorba officinalis* L.）：根粗壮，纺锤形，单数羽状复叶，小叶叶缘有锯齿，穗状花序顶生，花萼紫红色，无花瓣。根药用。

龙牙草（*Agrimonia pilosa* Ledeb.）：全株被长柔毛，单数羽状复叶，大小叶相间排列，顶生3片小叶等大，总状花序。全草和根芽药用。

山里红（*Crataegus pinnatifida* Bge. var. *major* N. E. Br.）：叶阔卵形，伞房花序，果大，深红色，有白色斑点。果药用。

2. 豆科

特征：木本、草本、少藤本；叶互生，多复叶，有托叶；花辐射对称或两侧对称；蝶形花冠；二体雄蕊；心皮1，子房上位；荚果。

树锦鸡儿（*Caragana arborescens* Lam.）：先做整体观察，然后进行解剖观察。注意观察萼筒联合情况，萼裂片数目；花冠类型，区分旗瓣、翼瓣、龙骨瓣的形状和数目；雄蕊10枚，9枚雄蕊花丝联合，1枚雄蕊分离；子房上位，单心皮，边缘胎座，荚果。

膜荚黄芪［*Astragalus membranaceus*（Fisch.）Bge.］：主根长，粗壮。注意观察羽状复叶，小叶两面是否有毛；花序类型，花冠类型，雄蕊类型，荚果膜质，膨胀。根药用。

甘草（*Glycyrrhiza uralensis* Fisch.）：主根粗长，外皮红棕色至暗棕色。全株被刺状腺体。羽状复叶；总状花序；荚果呈镰刀状弯曲，密被刺状腺毛。根药用。

苦参（*Sophora flavescens* Ait.）：根圆柱状，外皮黄色。羽状复叶；总状花序顶生；花冠淡黄色；荚果条形，呈串珠状。根药用。

山野豌豆（*Vicia amoena* Fisch. ex DC.）：偶数羽状复叶，托叶半箭头形；总状花序腋生；旗瓣顶端微凹；二体雄蕊；子房无毛；荚果长圆状菱形。全草药用。

合欢（*Albizia julibrissin* Durzaa.）：木本植物，注意观察叶和花序特征，辐射对称花，雄蕊数目，心皮数目，荚果。

槐（*Sophora japonica* L.）：注意观察花冠类型、雄蕊类型、胎座类型和果实类型。

四、作业

1. 绘土庄绣线菊、山刺玫、杏、秋子梨花的纵剖面图，标出各部分名称。
2. 用检索表的形式区别蔷薇科的4个亚科的植物。
3. 绘树锦鸡儿花的展开图，写出花程式。
4. 写出豆科3个亚科的检索表。

五、思考题

土庄绣线菊、山刺玫、杏、秋子梨4种植物分别属于哪个亚科？

实验十二　植物的分类——毛茛科、十字花科特征识别

一、实验目的

掌握毛茛科、十字花科植物的主要特征，识别常见的药用植物。

二、实验仪器及材料

1. 实验仪器

解剖镜、放大镜、解剖用具、显微镜。

2. 实验材料

带花的毛茛、北乌头、东北铁线莲、棉团铁线莲、白头翁、兴安白头翁、朝鲜白头翁、侧金盏花、多被银莲花、升麻、威灵仙、油菜或大白菜、菘蓝、独行菜、荠菜、遏蓝菜、葶菜。

三、实验内容

1. 毛茛科

草本或藤本。叶互生、基生、少对生；花两性；辐射对称或两侧对称；重被花或单被花；雄蕊、雌蕊多数离生，螺旋状排列，子房上位；聚合蓇葖果或聚合瘦果。

① 取毛茛（*Ranunculus japonicus* Thunb.）的花解剖观察，花萼5枚，船状椭圆形，花瓣5枚，有蜡样光泽，基部有蜜槽，将花纵切，可见花托隆起，注意观察子房位置，果实类型。

② 北乌头（*Aconitum kusneaoffii* Reichb.）有块根，叶片全裂，花萼的上萼片盔状，2枚花瓣有爪和距，雄、雌蕊多数，离生，聚合蓇葖果。块根药用。

③ 其他药用植物

白头翁［*Pulsatilla chinensis*（Bge.）Regel］全株密生白色长毛，叶基生，单被花紫色，雄蕊、雌蕊多数，花柱宿存羽毛状，聚合瘦果。

朝鲜白头翁［*Pulsatilla cernua*（Thunb.）Bercht. et Opiz.］。

兴安白头翁［*Pulsatilla dahurica*（Fisch. ex DC.）Spring.］。

注意找出以上3种植物的不同点。

侧金盏花（*Aonis amurensis* Regel et Radde）注意观察根状茎有多数须根，雄蕊和雌蕊多数，离生，聚合瘦果。全草药用。

多被银莲花（*Anemone raddeana* Regal）。

升麻（*Cimicifuga foetida* L.）根状茎粗壮，表面黑色，有多个内陷的圆洞状老茎残迹。二至三回羽状复叶，圆锥花序，蓇葖果聚合。根状茎药用。

威灵仙（*Clematic chinensis* Dsbec）

2. 十字花科

草本。单叶互生，花两性，花瓣4，排成十字形；四强雄蕊；侧膜胎座；角果。

① 油菜（*Brassica campestris* L.）注意观察花冠类型，萼片和花瓣数目，雄蕊类型，子房位置，心皮数目，胎座类型。

② 其他药用植物

菘蓝（*Isatis indigotica* Fort）茎生叶稍带粉霜，叶基部垂耳圆形或箭形。长角果顶端或平截，边缘翅状。根、叶药用。

独行菜（*Lepidium apetalum* Willd.）茎上部多分枝，基生叶狭匙形，羽状浅裂至深裂，茎生叶条形，有梳齿。花小，花瓣退化呈丝状。短角果近圆形。种子药用。

荠菜［*Capsella bursa－pastoris*（L.）Medic.］基生叶丛生，大头羽裂，短角果倒三角形。全草药用。

遏蓝菜（*Thlaspi arvense* L.）基生叶倒卵状矩圆形，茎生叶基部抱茎。注意观察花序类型、角果类型。全草药用。

蔊菜［*Rorippa Montana*（Wall.）Smsll.］叶倒卵形，羽状浅裂。注意观察花序和果实类型。全草药用。

四、作业

1. 绘毛茛花纵剖面图，写出花程式。
2. 绘油菜花的纵剖面图，写出花程式。
3. 比较角果、蒴果、蓇葖果的主要特征。

实验十三　植物的分类——大戟科、五加科特征识别

一、实验目的

掌握大戟科、五加科植物的主要特征，识别常见药用植物。

二、实验仪器及材料

1. 实验仪器

解剖镜、放大镜、解剖用具、显微镜。

2. 实验材料

狼毒大戟、地锦、铁苋菜、人参、三七。

三、实验内容

1. 大戟科

植物体常含乳汁；花单性，多为杯状聚伞花序；子房上位，3 心皮；中轴胎座；多为蒴果。

① 狼毒大戟（*Euphorbia fischeriana* Steud.）：观察杯状聚伞花序，外侧杯状部分为总苞片，下部合生，顶端分裂，裂片间有 5 枚肾状半圆形的肉质腺体。在杯状总苞片内侧为多数雄花，每花仅由 1 枚雄蕊组成，无花被，花柄与花丝之间有关节。在杯状总苞中央有 1 朵雌花，雌花只有 1 枚雌蕊，无花被，子房上位，3 心皮合生，蒴果。

② 其他药用植物

地锦（*Euphorbia humifusa* Willd.）：全株匍匐地面生长。叶对生，矩圆形；杯状聚伞花序单生叶腋。全草药用。

铁苋菜（*Acalypha australis* L.）：叶椭圆形或卵形。花雌雄同序，穗状花序，无花瓣。注意雌花生于花序下端肾形的叶状苞片内；雄花多数，生于花序上端。全草药用。

2. 五加科

木本，少草本。多为掌状复叶，伞形花序，雄蕊生于花盘边缘，花盘生于子房顶部，子房下位。浆果或核果。

① 人参（*Panax ginseng* C. A. Mey.）：多年生草本，根状茎短，直立，每年增生一节，通称芦头，有时上面生出不定根，习称"艼"。主根粗壮，胡萝卜形，掌状复叶轮生茎端，伞形花序单个顶生，总花梗比叶长。根、叶药用。

② 三七［*Panax notoginseng*（Burk.）F. H. Chen］：主根纺锤形，肉质，有根状茎，复叶轮生茎顶，每片复叶中央一片小叶最大，两面脉上有刚毛。伞形花序单生茎顶。根、花药用。

四、作业

绘狼毒大戟的杯状聚伞花序和雌花、雄花的外形图，写出花程式。

实验十四　植物的分类——伞形科、唇形科特征识别

一、实验目的

掌握伞形科、唇形科植物的主要特征，识别常见的药用植物。

二、实验仪器及材料

1. 实验仪器

解剖镜、放大镜、解剖用具、显微镜。

2. 实验材料

茴香果实、柴胡、狭叶柴胡、川芎、蛇床、连钱草（益母草）、藿香、薄荷、黄芩、夏枯草、紫苏。

三、实验内容

1. 伞形科

草本，常含挥发油。茎中空，有纵棱；叶柄基部扩大成鞘状；多为复伞形花序；子房下位，2 心皮合生，有上位花盘，双悬果。

① 茴香（*Foeniculum vulgare* Mill.）：取茴香果实观察双悬果。取分果做徒手切片，置载玻片上，加 1 滴盐酸及 1 滴间苯三酚试液，加盖玻片后镜检。注意观察主棱、副棱位置，油管数目。5 条主棱发达，棱下各有 1 个维管束，棱间各有油管 1 个，合生面有 2 个油管。果实药用。

② 其他药用植物

柴胡（*Bupleurum chinensis* DC.）：主根粗而坚硬。基生叶条状披针形或倒披针形，

宽6mm以上，平行叶脉，复伞形花序，双悬果椭圆形。根药用。

狭叶柴胡（*Bupeurum scorzoneraefolium* Willd.）：与柴胡的主要区别是主根质软，外皮红褐色。茎基部有许多叶柄残基。叶披针形，宽2~6mm。

川芎（*Ligusticum chuanxiong* Hort.）：根状茎呈结节状团块，茎结膨大。2~3回羽状复叶。根状茎药用。

蛇床［*Cnidiium monnieri*（L.）Cuss.］：叶片羽状全裂，最终裂片狭条形。复伞形花序无总苞及小总苞片。双悬果椭圆形，分果背腹压扁。果药用。

2. 唇形科

草本，含挥发油。茎四棱；叶对生；聚伞花序，唇形花冠，二强雄蕊，子房上位，4枚小坚果。

① 连钱草［*Glechoma longituba*（Nakai）Kupr.］：注意观察匍匐茎，单叶心形、对生，轮伞花序腋生。取一朵花进行观察，观察花萼有无柔毛，上下唇有无裂齿，花冠颜色，雄蕊特征，着生位置，子房特征等。全草药用。

② 益母草（*Leonurus keterophyllus* Sweet）：注意观察茎下部、中部、上部叶的特征，花序类型，花萼和花冠裂片特征，雄蕊类型。

③ 其他药用植物

藿香［*Agastache rugosa*（Fisch. et Mey.）O. Ktze］：单叶对生，卵形叶，轮伞花序集成顶生的假穗状花序，全草药用。

薄荷（*Metha haplocalyx* Briq.）：全株有清凉香气。叶卵形，对生，轮伞花序腋生。全草药用。

黄芩（*Scutellaria baicalensis* Georgi）：主根肥大，断面黄绿色，茎丛生，披针形叶对生。根药用。

夏枯草（*Prunella vulgaris* L.）：叶卵形对生，轮伞花序集成顶生的假穗状花序。全草或果穗药用。

紫苏［*Perilla frutescens*（Linn.）Britt.］：叶阔卵形，背面常紫色，轮伞花序。茎、叶、种子药用。

四、作业

1. 绘茴香果实横切面简图，标明各部分名称。
2. 绘连钱草花的纵剖面图，写出花程式。

五、思考题

1. 观察茴香果实，其双悬果形状怎样？分果是背复压扁还是两侧压扁？
2. 比较五加科和伞形科植物的异同点。

实验十五　植物的分类——桔梗科、菊科特征识别

一、实验目的

掌握桔梗科、菊科植物的主要特征，识别常见的药用植物。

二、实验用品及材料

1. 实验用品

解剖镜、解剖用具、放大镜。

2. 实验材料

桔梗、党参、轮叶沙参、羊乳、向日葵头状花序、千里光、苍术、白术、茵陈蒿、紫菀。

三、实验内容

1. 桔梗科

草本，常具乳汁。花冠常钟形，雄蕊5，子房下位或半下位，中轴胎座，蒴果。

① 桔梗（*Platycodon gradiflorus* A. DC.）：注意观察根，叶形、叶序类型，花冠类型；将子房横切，观察子房位置、胎座类型。

② 其他药用植物

党参［*Codonopsis pilosula*（Franch.）Nannf.］：藤本，根肉质，叶卵状心形，互生，花冠钟形，蒴果顶端瓣裂。根药用。

羊乳（*Codonopsis lanceolata* Benth. et Hook. f.）：根圆锥形或纺锤形，茎缠绕，4枚轮生茎端，花冠钟形，黄绿色。根药用。

轮叶沙参［*Adenophora teraphylla*（Thunb.）Fisch.］：根圆锥形，黄褐色，有横纹，全株有乳汁，单叶轮生，圆锥花序，花冠蓝色。根药用。

2. 菊科

常草本，头状花序由多朵小花集生在花序托上，常为管状花或舌状花冠，萼片变为冠毛，聚药雄蕊，子房下位。连萼瘦果。

① 向日葵（*Helianthus annuns* L.）：取向日葵头状花序进行观察。边缘为舌状花，中央为管状花，花序外围为绿色总苞。注意观察花萼特化成冠毛的特征，舌状花和管状花的形态结构，心皮数目，子房位置，雄蕊类型。

② 其他药用植物

千里光（*Senecio scandens* Buch. – Ham.）：茎呈之字形弯曲，头状花序再排成伞房状。叶、花序、全草药用。

苍术［*Atractylodes lancea*（Thunb.）DC.］：根状茎结节状。下部叶3裂，上部叶不分裂，叶缘具刺状齿。头状花序全为管状花。根状茎药用。

北苍术（*Atractylodes chinensis* Doidz.）：叶绿，常羽状深裂，有不连续的刺状齿，叶常无柄。根状茎药用。

白术（*Atractylodes macrocephala* Koidz.）：根状茎略呈骨状，叶柄长，叶片3裂。根状茎药用。

茵陈蒿（*Artemisia capillaris* Thumb.）：幼茎，叶密被白色毛，叶2~3回羽状全裂，头状花序再排成圆锥状。幼苗或带花序的全草药用。

紫菀（*Aster tataricus* L. f.）：根状茎短，具多数须根。头状花序，边舌状花，中央花管状。根状茎、根药用。

四、作业

1. 绘桔梗花的纵剖面图，写出花程式。
2. 绘舌状花，管状花形态图。

五、思考题

如何区别菊科两个亚科的药用植物。

实验十六　植物的分类——禾本科、天南星科特征识别

一、实验目的

掌握禾本科、天南星科植物的主要特征，识别常见药用植物。

二、实验仪器及材料

1. 实验仪器

解剖镜、放大镜、解剖用具。

2. 实验材料

禾本科任一植物鲜标本、薏苡、半夏、天南星、石菖蒲、独角莲、东北天南星。

三、实验内容

1. 禾本科

草本，单叶互生，叶鞘抱秆；各式花序，有外颖、内颖、外稃、内稃、浆片结构，雄蕊常3，子房上位，柱头羽毛状，颖果。

① 取任一鲜标本，观察花序及小花的形态特征，观察小穗轴、外颖、内颖、外稃、内稃、雌蕊特征。

② 薏苡（*Coix lacryma-jobi* L.）秆粗壮，总状花序腋生，雌、雄小穗位于同一花序上。

2. 天南星科

草本，具块茎或根状茎。网状叶脉，肉穗花序，具佛焰包，子房上位，浆果。

① 半夏［*Pinellia ternata*（Thunb.）Breit.］：多年生草本，块茎扁球形，叶3全裂。观察雌花序与佛焰包是否合生？雌花、雄花位置？浆果。块茎药用。

② 天南星（*Arisaema consanguineus* Schott）：多年生草本，块茎扁球形，叶裂片呈放射状生于叶柄顶端。注意佛焰包颜色，肉穗花序是否有附属体。块茎药用。

③ 其他药用植物

石菖蒲（*Acorus tatarnowii* Chott）：叶基生，条形，观察佛焰包颜色，闻全株气味。根茎药用。

独角莲（*Typhonium giganteum* Engl.）：块茎卵圆形，叶三角状卵形，肉穗花序顶端具长柱状附属体。块茎药用。

东北天南星（*Arisaema amurense* Maxim.）：块茎扁球形，叶片5裂。块茎药用。

四、作业

绘禾本科植物小花解剖图。

实验十七 植物的分类——百合科、姜科特征识别

一、实验目的

掌握百合科、姜科植物的主要特征，识别常见的药用植物。

二、实验仪器及材料

1. 实验仪器

解剖镜、解剖用具、放大镜。

2. 实验材料

黄精、麦冬、百合、浙贝母、北重楼、玉竹、铃兰、姜花属植物一种、草豆蔻、益智、阳春砂。

三、实验内容

1. 百合科

草本，具鳞茎或根状茎。花两性，花被片6，雄蕊6，子房上位，3心皮合生，中轴胎座。蒴果或浆果。

① 黄精（*Polygonatum sibiricum* Redoute）：草本，根状茎横走，叶先端弯曲或卷成钩状。注意观察花被、雄蕊、子房位置、胎座类型。根茎药用。

② 麦冬［*Ophiopogon japonicum*（L. f.）Ker Gawl.］：草本，具块根，叶条形基生，花柄有关节。块根药用。

③ 百合（*Lilium browii* F. E. Brown var. *viridulum Backer*）：草本，具鳞茎。注意观察花被片数目，子房位置，心皮数目，子房室数。鳞茎药用。

④ 其他药用植物

浙贝母（*Fritillaria thunbergii* Mig.）：鳞茎卵球形，常见2～3枚鳞叶，叶先端卷曲，花淡黄绿色具紫色方格斑纹。

平贝母（*Fritillaria ussuriensis* Maxim.）：鳞茎扁圆，叶先端卷曲，花紫色具黄色方格斑纹。

北重楼（*Paris verticillata* M. －Bieb.）：根茎粗，棕褐色，叶轮生，常7枚。

玉竹［*Polygonatum odoratum*（Mill.）Druce］：根茎圆柱形，叶先端不卷曲，花白色，下垂。

铃兰（*Convallaria majabs* L.）：根茎细长，叶2片基生，花葶比叶短，总状花序偏向一侧，花白色。

2. 姜科

芳香草本，有块茎或根状茎，有叶鞘、叶舌，花被6，有退化雄蕊和能育雄蕊的区别，子房下位，3心皮，中轴胎座。蒴果。

① 姜花属（*Hedychium* Koen）：注意观察花被形状，退化雄蕊和能育雄蕊特征，子房位置，胎座类型。

② 草豆蔻（*Alpinia katsumadai* Hayata）：观察叶形，花序，花序轴是否被毛。

③ 益智（*Alpinia oxyphylla* Miq.）：叶舌2裂，果紫色，有刺状突起。

四、作业

绘制百合花的纵剖图，写出花程式。

第三节　综合性及设计性试验

未知药用植物的鉴定

一、实验目的

1. 利用工具书，进行未知药用植物的鉴定和描述。
2. 掌握未知药用植物的显微鉴定方法。
3. 掌握未知药用植物的品种鉴定思路。
4. 掌握综合知识的运用。

二、实验仪器及材料

1. 实验仪器

解剖镜、放大镜、解剖用具。

2. 实验材料

早春开花植物。

3. 工具书

《中国植物志》《东北植物检索表》《中国长白山植物资源志》。

三、实验内容

1. 查阅资料，制定计划。

2. 进行材料的鉴定。

（1）制作植物的临时装片

横切面、纵切面，木本植物还可制作茎向切面、切向切面等。观察各切面的显微结构，识别各部位结构特点，用数码显微镜观察并拍照。

（2）取植物的花粉粒进行观察

用电子显微镜观察花粉粒形态结构，绘图并说明其主要形态特征。

3. 借助工具书对早春开花植物调查时采集的药用植物加以鉴别，区分到种的级别。对所鉴别的植物列检索表进行区别。

4. 制作药用植物标本。

四、注意事项

对未知植物进行鉴别，首先必须分清是单子叶植物还是双子叶植物，双子叶植物是合瓣花亚纲还是离瓣花亚纲。可以利用所学的知识进行经验型的判断，还可以借助手动切片的方式观察其组织构造，进行判断。

1. 双子叶植物分为离瓣花亚纲和合瓣花亚纲。

（1）离瓣花亚纲植物的花瓣大多离生，叶多互生。

（2）合瓣花亚纲植物的花瓣大多合生，叶多对生，雄蕊多定数。

2. 单子叶植物与双子叶植物有较大的不同，多为草本，花被多为定数，叶脉多为平行脉序，须根系。

五、作业

1. 绘制未知植物花的纵剖图，写出花程式。

2. 绘制未知植物组织结构特征详图。

3. 制作药用植物标本 2 份，要求各项记录齐全，不能有任何缺失。

4. 确定未知植物中文名称和拉丁学名。

第四章　药用植物栽培学实验

第一节　基本技能实验

实验一　药用植物种子形态观察及种胚观察

一、实验目的

通过对药用植物种子形态及种胚的观察与认识，即可掌握常见药用植物的特征，正确识别药用植物种子，鉴别种子的真伪，避免在药用植物生产及药用植物引种时出现错误；同时，还可避免在种子精选、分级、检验及贮藏中出现错误。

二、实验仪器及材料

1. 实验仪器

解剖镜、放大镜、解剖针、镊子、解剖刀、千分尺、单面刀片、载玻片、培养皿、滤纸等。

2. 实验材料

药用植物种子。

三、实验内容

1. 实验材料的准备。将实验用种子在冷水或温水中（40℃以下）浸泡 1～3 小时，使种子充分吸水软化，备用。

2. 熟悉解剖镜的使用方法。

3. 用放大镜或解剖镜观察药用植物种子的外部形态及表面特征，用千分尺测量其大小。

4. 用解剖刀或单面刀片将种子纵切，观察种胚的形态及特征，并测量种胚的大小，计算胚成熟率。

四、作业

1. 辨识常见药用植物的种子。
2. 观察药用植物种子的形态及种胚形态，标明各部位名称，并对其进行描述。

五、思考题

1. 如何观察药用植物种子的外部形态及表面特征？
2. 如何测量种胚的大小及计算胚成熟率？

实验二　净度检验及千粒重测定

一、实验目的

在认识与掌握常见药用植物种子及其特征的基础上，对药用植物种子进行精选，以检查药用植物种子的净度。在净度检查的基础上，测定种子千粒重。通过净度与千粒重检查，可以初步判定种子质量的优劣及使用价值。上述两项检验是药用植物生产及引种中经常使用的种子检测方法之一，是种子品质检验的内容之一。

二、实验仪器及材料

1. 实验仪器

解剖镜、放大镜、镊子、培养皿、天平、称量纸、格尺、烧杯等。

2. 实验材料

常见药用植物种子。

三、实验内容

1. 实验样品的抽取

（1）原始样品的抽取

从大批种子中分上、中、下三层随机抽取一定量的样品称为原始样品。

抽取原始样品的数量，应根据种子总体数量多少及种子的大小而定。一般是1～2公斤种子，但不同情况应灵活处理。

（2）平均样品的抽取

为了进行实验室检验，必须在抽取原始样品后，从中抽取平均样品。

平均样品的抽取，一般四分法进行。即将原始样品混合后，倒在平整的桌面上，然后铺成厚1cm^2的正方形，再用格尺画出两条对角线，把其中对顶的两个三角形内的种子装在一起，供净度检验、千粒重测定用，也可用于其他的种子品质检验项目，如发芽率、种子生活力测定；另两个对顶三角形内的种子应装入瓶内，密封后贴上标签，供种子水分测定用。

2. 种子净度检验方法

种子净度是指供试验样品中，去除所有杂质后剩下的该检验植物的好种子重量占供试验样品总重量的百分率。

种子净度是确定种子利用率的重要指标，净度越高，种子利用率越大。

检验方法：从平均样品中，随机抽取一定量的种子，将种子平铺在桌面上，用镊子拣出其中的废种子（无胚种子、瘦秕粒种子、腐烂种子、已发芽或压碎的种子等）、有生命的杂质（杂草种子、病粒、活的虫体等）、无生命的杂质（沙砾、土块、破碎的植物枝叶、鼠粪、鸟粪等），分别称重，用下列公式计算：

种子净度% = ［供试验种子重量 - （废种子 + 有生命杂质 + 无生命杂质）］ ÷供试验种子重量 ×100%

从平均样品中抽取种子的量，应根据种子大小和种子量多少来确定。进行种子净度检验，应重复1~2次，取其平均值。

3. 种子千粒重的测定方法

千粒重是利用种子重量衡量种子大小、种子饱满程度的检验项目，是种子品质检验的一项重要指标。相同种子，千粒重高的饱满充实、品质好，相反，则种子瘦秕、发芽率低。通过千粒重的检验，可以了解种子的大小、饱满程度以及种子的均匀程度。是药用植物生产和调拨种子时经常进行的种子检验项目。

检测方法：从精选过的种子或经过净度检验的种子中随机数出两份样品，每份1000粒（大粒种子可数500或1000粒），分别称重，然后计算其平均值，即得到该种子的千粒重，其误差不超过5%。

四、作业

1. 测定常见药用植物种子的千粒重，记住常见药用植物种子千粒重的大致范围。
2. 掌握种子净度的测定方法，计算所测定的药用植物种子的净度。

五、思考题

1. 哪些检验项目可衡量种子大小、种子饱满程度？
2. 种子利用率的重要指标有哪些？

实验三　药用植物种子发芽实验

一、实验目的

了解药用植物种子发芽实验的基本原理，掌握种子发芽试验的操作方法。

二、实验仪器及材料

1. 实验仪器

恒温培养箱、培养皿、苗盘、滤纸、镊子、温度计、量筒、试管、解剖刀、放大镜等。

2. 实验材料

药用植物种子。

三、实验内容

1. 从经过净度检验的种子中随机数出试验用种子2~4份，大粒种子每份50粒，小粒种子每份100粒。

2. 根据种子的大小，选择适当的洁净培养皿。将滤纸按照培养皿底部的大小剪成圆形，平铺在培养皿中2～3层。加少量的清水润湿滤纸，使滤纸平伏在培养皿底部且滤纸间没有气泡。如果种子粒径较大，也可以用苗盘，即将洁净细河沙（湿度15%～20%）或湿毛巾铺于苗盘中，河沙厚度为2cm左右，表面要抚平。

3. 将各份种子分别均匀排列在培养皿或苗盘中，种粒间保持相当于种子大小2～3倍的距离。然后盖好培养皿顶盖。如用苗盘，即将种子轻轻按入河沙中，再覆上一层河沙。种子置床后，在培养皿或苗盘上贴上标签，注明种子名称、样品号、播种日期、种子处理情况等

4. 将培养皿或苗盘置于温度适宜的室内或培养箱中，培养箱温度一般应控制在20℃～23℃。实验过程中，每天应检查温度和培养基湿度，及时补充水分。种子有发霉现象时，应及时取出冲洗。如果有5%以上种子发霉时，则应更换培养基或苗盘。种子开始发芽后，每天应观察发芽种子数量并做好记录。

5. 按下列公式计算各组种子的发芽势、发芽率，并求出平均值，即为该种子的发芽势、发芽率。

发芽势（%）＝一定时间内发芽种子数量÷试验种子数量×100%

发芽率（%）＝全部发芽的种子数量÷试验种子数量×100%

种子使用价值＝种子净度×发芽率

四、作业

试评价你所测定的药用植物种子的使用价值。

五、思考题

1. 如何计算药用植物种子的发芽势、发芽率？
2. 种子发芽实验的基本原理是什么？

实验四　药用植物种子生活力测定

一、实验目的

种子发芽率是鉴定种子品质好坏的重要标志，在购买种子、确定播种量及进行生理研究时经常测定，具有重要作用。但测定种子发芽率通常需要较长时间，而对处于深休眠状态的种子，则无法应用。所以，有必要根据种子的生理特性，寻找一种快速鉴定种子状况的方法，使学生掌握快速测定种子生活力的几种基本方法。

二、实验仪器及材料

1. 实验仪器

解剖刀、试管、培养皿、水浴锅、分析天平、烧杯、恒温培养箱、紫外荧光仪、白纸（不发荧光）、镊子、琼脂、pH试纸、红墨水、四氮唑、酸性品红、靛红、靛蓝等。

2. 实验材料

常见药用植物种子。

三、实验内容

1. 红墨水染色法

根据植物生活细胞的细胞质膜具有选择透过性，可以阻止一些大分子化合物进入细胞内的原理，选择某些大分子染料对种胚进行染色，活种子种胚不能被染色，而丧失生活力的种子，由于质膜失去功能，染料分子可以透过质膜而使种胚染色。因此，可以根据种胚染色与否判断其是否具有生活力。

方法如下：

① 浸种：将药用植物种子约30粒用水浸泡3~5小时（温度为28℃~30℃），夏季可直接用水浸泡，使其充分吸水膨胀。

② 切取种子：用解剖刀将种子纵切成两瓣。

③ 染色：将红墨水用水稀释20倍（红墨水：水=1：19），混匀后倒入培养皿中或试管中，然后将切好的种子，取其一半置于红墨水溶液中，以浸没种子为宜，染色5~10分钟。

④ 冲洗种子：将培养皿或试管中的红墨水溶液倒出，用清水反复冲洗种子直到冲洗到水无色为止。

⑤ 检查种胚：凡不着色或略带浅色的种胚均为有生命活力种子，胚和胚乳着色相同者，可以认为是丧失生活力的种子。

⑥ 统计：统计有生活力种子的数目。

注明：根据上述原理，还可以选用酸性品红、靛红、靛蓝来测定种子的生活力，结果都是活种子不被染色，死种子细胞可吸附染料分子而被染色。酸性品红、靛红、靛蓝的浓度为0.1%~0.2%

2. 四氮唑染色法

四氮唑是化合物2,3,5-三苯基四氮氯化物的简称，也称TTC，是一种具有氧化还原性质的染料，可被氢还原成红色的苯基甲臜。活种子胚细胞中有脱氢酶，可作用于底物，脱下的氢还原四氮唑成红色的三苯基甲臜，使种子活组织染成红色，而失去生活力的种子不显红色反应。这种方法快速准确，是国际上交换种子的常用方法。四氮唑浓度为0.1%，保存在棕色瓶中。通常随用随配，也可配好后保存在低温下，存期半年。

① 浸种：将药用植物种子约30粒用水浸泡3~5小时（温度为28℃~30℃），夏季可直接用水浸泡，使其充分吸水膨胀。

② 切取种子：用解剖刀将种子纵切成两瓣。

③ 染色：将纵切开的种子取其一半放入试管中，注入四氮唑溶液，使其浸没种子。在30℃条件下，浸2~4小时，为了加快反应可将试管置于50℃恒温水浴锅中，约20分钟。

④ 检查种胚：从试管中取出种子，用清水冲洗后观察染色情况。凡种胚全部或大部分染色成红色的为有生活力种子，反之，则种子失去活力。根据观察结果，可计算出具有发芽能力的种子百分率。

3. BTB 法

溴代麝香草酚蓝（BTB）是一种酸碱指示剂，在酸性条件下溶液呈黄色，在碱性条件下溶液呈蓝色，在中间变色点为绿色。有活力种子（即活种子），由于种子呼吸作用释放出二氧化碳，二氧化碳溶于水成碳酸，碳酸再解离成氢离子和碳酸根离子，使其 pH 降低而在种子周围出现黄色晕圈。死种子不存在呼吸作用而没有黄色晕圈的出现。

具体方法如下：

① 材料准备：将种子用凉水浸泡 24 小时，在染色前 1 小时把浸种子的水的 pH 值调至 7 ~ 8。将种子取出后吸干水分，放入培养皿中，待染。

② BTB 溶液配制：在 50℃的温水中，加入溴代麝香草酚蓝，待完全溶解后再加入琼脂，配成含溴代麝香草酚蓝 0.1%、琼脂 0.1% 的溶胶液，并将 pH 值调至 7，此时溶胶液呈蓝绿色。

③ 包埋种子：当溶胶液冷却至 40℃左右时，将其倒入摆好种子的培养皿中（种子间的距离为种子大小的 2 ~ 3 倍），使溶胶液均匀淹埋种子，待溶胶液凝固后，置于 30℃ ~35℃的恒温箱中培养。

④ 检查种子：经过 30 分钟左右，取出培养箱中的种子，在阳光或日光灯下观察，凡有黄色晕圈的种子为活种子，未见黄色晕圈的是已丧失生活力的种子。计算活种子的百分率。

4. 荧光测定种子生活力

植物种子中经常存在着黄酮类、香豆素类、酚类等化合物，它们在紫外灯照射下可发出荧光。在种子衰老或死亡后，荧光物质的结构和性质往往发生变化，使荧光的颜色发生改变。有些种子死亡后，荧光物质的性质虽未改变，但由于原生质膜的透性加大，使荧光物质外渗。因此，可以通过观察种胚荧光物质及种子荧光物质外渗情况，判定种子的活力状况。

方法如下：

① 直接观察法：用刀片将种子纵切成两半，取其中的一半放在不产生荧光的白纸上，种子切面朝上，将该种子放在紫外灯下观察其荧光物质。活种子通常产生明亮的蓝色、蓝紫色、紫色或蓝绿色荧光；死种子多半是黄色、褐色或暗淡无光，并带有斑点。

观察 50 ~ 100 粒种子，记下有生命活力种子的数量，估计种子的发芽率，并与普通发芽试验对照。

② 纸上荧光法：把浸泡过的完整无损的种子，按照一定的距离摆放在湿滤纸上（滤纸的水分不能过多，以防止荧光物质流失）一定时间（约几个小时），

然后，使滤纸（或连同种子一起）风干，放在紫外灯下照射，死种子周围有一圈明亮的荧光团。根据荧光团的数量可以确定死种子的数量，每次至少测定 100 粒种子，估计发芽率，并与普通发芽试验测得的发芽率对照。该方法对十字花科药用种子效果较好，而对于衰老死亡后荧光减弱或失去的种子不适用，应用直接观察法。

四、作业

用不同方法测定种子生活力，并统计试验结果。

五、思考题

1. 种子生活力快速测定的方法有哪些？
2. 鉴定种子品质好坏的重要标志有哪些？

实验五　药用植物植株干重、鲜重测定方法

一、实验目的

通过本实验的学习，掌握植株干重、鲜重的测定方法。通过对植物干重、鲜重的测定，可以了解植物的生长状况、生物产量及栽培管理状况。

二、实验仪器及材料

1. 实验仪器

烘干箱、干燥箱、天平、剪刀、纱布、塑料袋、牛皮纸袋等。

2. 实验材料

药用植物地上及地下器官。

三、实验方法

在田间取药用植物 5～10 株，用塑料袋包好、封严，以防水分蒸发。将其带回实验室后，用清水洗去植株上的泥土，按所需部位剪取。将剪下的各部分分类，即叶片、叶鞘、茎杆、地下器官等。再用蒸馏水清洗，用纱布擦去表面水分。在天平上迅速称重，得到植株各部分鲜重值。

干重测定：先将称完鲜重的植株样品放在称量瓶中或用牛皮纸袋包好，并在瓶或牛皮纸上标明采样地点、日期及处理方法。然后，将样品放入 105℃ 的烘箱中烘干 15 分钟，破坏酶的活性。注意，不要把烘箱装得太满，以免样品干燥不均，在称量干重时发生误差。然后，把烘箱温度调节到 80℃，将样品烘烤 24～48 小时，取出后放入干燥器中冷却至常温，再称量其重量，即为干重。然后，再放入烘箱中烘干至恒重。通常在称量前不要把样品放在空气中暴露时间太长，以免样品吸潮。在常规分析中，干重应保持三位有效数字。

根据以上测得的数据，计算植株的干重、鲜重及植株含水量。

分别以 W_1 和 W_2 代表植株的鲜重、干重，W_3 代表植株水分重量，则植株干物质重量百分数：

$$W_2\% = W_2/W_1 \times 100$$

植株含水量：

$$W_3\% = (W_1 - W_2)/W_1 \times 100$$

四、作业

记录实验过程并计算植株的鲜重、干重。

五、思考题

1. 植株干重、鲜重的测定方法有哪些？
2. 在常规分析中，干重应保持几位有效数字？

实验六 药用植物叶片参数的测定

一、实验目的

药用植物的产量形成是通过植物的光合作用合成有机物实现的。植物的叶片是进行光合作用的重要器官，叶片的大小及发育情况在很大程度上决定药用植物的产量高低。而药用植物的品种、栽培环境与措施、植株的生育期等均能影响叶片的生长发育状况。因此，掌握叶片的生长状况，对于药用植物的生产至关重要。本次实验的目的就是学习有关叶片参数的测定方法。

二、实验仪器及材料

1. 实验仪器

烘箱、干燥器、天平、格尺、毛巾、牛皮纸、采样用工具等。

2. 实验材料

药用植物叶片。

三、实验内容

1. 面积及叶面积系数的测定

原理：测定叶面积方法很多，常用的是重量法，该方法简单易行，只需一个台秤和一把格尺，就可以比较准确地测定植物的叶面积。其原理是全部叶面积（A）与部分叶面积（a）之比等于全部叶片重量（W）与部分叶片重量（w）之比，设法求得后三者的值，就可以计算出全部叶片的面积，即：

$$A : a = W : w$$

$$A = a \times W / w$$

测定步骤：

在田间取某种药用植物植株 5 ~ 10 株，用清水洗净植株和根部的泥土，剪掉根部。如在夏季气温较高的情况下，为避免蒸发失水而减重，最好用湿毛巾将植株包好。测定时，先将叶片全部剪下，按比例选取大、中、小、老、嫩叶片共 30 张，分成三等份。然后，将每 10 张叶片整齐地叠在一起，用剪刀精确剪取，取叶片中段 3 ~ 5cm（在药用植物生育盛期可取 5cm），立即在小台秤上称量其鲜重，该值即为部分叶片的重量 w，然后将其挨个铺平，压在格尺的下面，测量其总的宽度（即部分叶片的宽度）a。将其余叶片同时称重，再加上部分叶片的重量，即为 10 张叶片全部的重量（W）。有了以上三个已知数就可求出10株叶片全部的叶面积，并可以按照下面的公式求出其叶片面积系数（即单位土地面积与单位土地面积上叶面积数量的比值。）

叶面积系数 = [10张叶片重(W) × 部分叶面积(a) × 10^{-4}/[部分叶片重(w)] × 基本苗数 × 10^4 ÷ 666.7 ÷ 10

其中：

10^{-4}：部分叶面积由平方厘米换算成平方米时应乘的单位换算值。

10^4：式中基本苗以万表示，如一亩地为2000株，则在式中写成2000。

666.7：为一亩地的平方米数。

10：式中的分子部分的叶片重为10张叶片的重量。

2. 叶片厚度的测定

原理：直接测定叶片厚度要在显微镜下用测微尺测量。因此，在常规生长分析中，叶片厚度可以用单位面积上的干重（毫克/平方厘米）来表示。这样，测量一定数量叶片的面积及其重量即可求出叶片厚度。

测定步骤：采样方法与叶面积测定方法相同，然后，精确地剪取10片叶片中的中段3～4cm，并如上法测量这些叶片的宽度。将这些叶片放在已知重量的称量瓶中，置于60℃烘箱中烘4小时后，再在100℃～105℃烘箱中继续烘烤4小时。取出后，置于干燥器中冷却，然后称重，计算叶片厚度。

$$叶片厚度 = \frac{叶片干重}{叶片长度} \times 叶片宽度（毫克/平方厘米）$$

四、作业

选取不同种类的药用植物叶片，测定其各种叶片参数。你是否能设计出更好的办法，能更方便准确地测定叶片的各种参数？

第二节　基础实验

实验一　药用植物光合作用的测定——半叶法

一、实验目的

植物光合作用强度可以反映植物对光能的利用程度、有机物合成的能力以及植物生长的状况等情况，在药用植物生产实践中，是选育优良品种、合理密植及科学管理的理论依据之一。半叶法测定植物的光合作用强度是一种简便易行的方法，也是生产中经常使用的一种方法。本实验的目的是学习和掌握半叶法测定药用植物光合作用强度的原理和具体方法。

二、实验仪器及材料

1. 实验仪器

烘箱、分析天平、白瓷盘、镊子、酒精灯、小铁架、单面刀片、玻璃片、厚铝片、棉花、烧杯、试管、称量瓶等。

2. 实验材料

选取生长状况一致的处于花期的常见药用植物，如益母草、知母、铃兰、萱草、红花等的植物数珠。

三、实验内容

半叶法是将对称叶片的一半剪下，置于暗处，另一半仍然留在植株上继续进行光合作用，同时，破坏叶片基部输导组织的韧皮部，以阻止光合产物从叶片中运出。经过一定时间后，接受光照的一半叶片由于光合作用积累了有机物质，而置于暗处的叶片没有积累，光照叶片增加的重量就是光合产物的重量。这样就可以比较准确地测定出光合作用的强度。

1. 选择测定样品

半叶法测定光合作用强度，一般在田间利用自然光进行，并在晴天少云的天气条件下进行为好。测定样品从生长良好、有代表性、生态条件基本一致的植株上选取。在各个植株的相同部位，选取对称性良好的叶片，编号并挂好标签，每组选取20张左右的叶片。

2. 叶片基部韧皮部组织的处理

用镊子或木夹子取一个棉花球，在开水中（90℃以上）浸过后立即取出，在选定的叶柄基部烫1cm左右，时间约20～30秒钟。烫过后组织的颜色改变，表示韧皮部的组织已经破坏，烫过后下垂的叶片不能选用。

3. 剪取样品

叶片基部韧皮组织处理后，立即剪取样品，并记录时间。剪取叶片的一半（中脉不要剪，以保持叶片直立和水分供应）。剪下的半叶编好号码，夹在湿润的纱布中间，置于瓷盘上，再用黑纸包好。经过4～5小时后，按照上述剪取叶片的顺序剪取留在植株上的另一半叶片，同样用湿润的纱布包好，放置于瓷盘中。需要注意的是：在剪取不照光和照光的两个半片叶时，速度应该尽可能一致，称量前尽可能保持干燥。

4. 切割烘干称重

照光和未照光的两半叶片从纱布中取出，一一对应地叠放在一起，然后用一块一定面积的厚玻璃板覆在上面，用刀片按照模板大小切取。切割的两片叶片，分别放在称量瓶里，然后在85℃～90℃的恒温箱中烘6小时。烘干样品分别取出置于干燥器中冷却，然后在分析天平上称量。

5. 结果计算

（1）用称得的数据求得平均重量，按下试计算光合作用强度。

光合作用强度＝（光下叶片重量—暗下叶片重量）(mg)×100/［叶面积×时间（平方分米·小时）］

CO_2 同化量＝光合作用强度×1.5＝毫克 CO_2/(平方分米·小时)

（2）误差计算

标准差＝［（总偏离值)^2］$^{1/2}$/称样量－1

平均误差 = 标准差/（称样数）$^{1/2}$

误差（%）= 平均误差/平均干重增长 × 100%

四、作业

记录实验过程并计算植物光合作用强度。

五、思考题

1. 如何避免实验中的误差？
2. 影响误差的因素有哪些？

实验二　扦插和压条

一、实验目的

在了解扦插、压条繁殖基本原理的基础上掌握扦插、压条繁殖的基本方法。

二、实验仪器及材料

1. 实验仪器

扦插箱、修枝剪、瓷盘等。

2. 实验材料

枸杞、杜仲等木本植物的新生枝条，也可以是上一年生的健康枝条。

三、实验内容

（一）原理

扦插繁殖是利用植物营养器官的再生作用，以其作为繁殖材料的一种繁殖方法。从供体上取得任何一部分营养器官（根、茎、叶），在适当的条件下扦插于土或砂中，经过培育发生新的根和芽，进而成为独立的新植株。生根、芽的快慢因植物的种类、器官的年龄、成熟度及环境条件（扦插的基质，温湿度）不同。

（二）方法

1. 硬枝扦插

（1）木本药用植物材料的选择

木本药用植物应在母株中部选取一年生的健壮枝条。若是上一年的枝条，应将枝条放在清水中浸泡一昼夜，然后剪成 15 ~ 20cm 的插条，其上至少留有两个芽，截剪枝条时上端剪口要在离芽 1 ~ 1.5cm 处，下端剪口在紧靠节处斜剪。

插条剪好后捆成小捆，如果用生长素处理，则将基部浸入盛有处理溶液的容器内，一定时间后（时间根据植物生长调节剂的种类和浓度确定）取出，清水冲洗好后备用。

（2）扦插

将处理好的插条，按一定的株行距斜插在事先准备好的苗床里，顶芽与地面平，扦后喷水，使床内土壤湿润，遮阴，避免阳光直射。应注意经常浇水，保持土壤湿润，以利成活。在试验过程中认真观察，记录扦插日期、生根时间、成活率等。

2. 绿枝扦插

木本药用植物利用半木质化的新梢，草本药用植物选择生长充实的叶片，扦插后要经常浇水，保持土壤湿润，以利于成活。无论是绿枝扦插还是软材扦插，每一插条上端应保留1~2个叶片，如叶片较大时应剪去一部分叶片。

3. 压条繁殖

（1）直立压条法（培土压条法、推土压条法）

在早春对供体植株进行重剪，留15~20cm长的一段，使夏季发出新梢，当新梢半木质化时，在其基部培土，厚度为10~15cm，为了增加生根部位，半个月之后再培土10cm，以使土堆高度达20~25cm。当秋季来临时，每个新梢便成为一株新的带有根系的植株，即可分株起苗。

（2）曲枝压条法

在早春萌芽前进行。选择靠近地面的一年生枝条，在其附近深挖，坑与植株的远近，以枝条的中部能弯曲在坑内为宜，坑深和宽为10~15cm，使枝条中部弯曲向下靠近坑底，并在弯曲处进行环剥，在枝条弯曲部分培土镇压，培土部位夏季即可生根，秋季与母株分离，即成新植株。

（3）水平压条法

春季，将供体植株靠近地面的枝条分别压在深5~10cm、宽10~20cm的沟中，覆盖2~3cm的细松土，待一年生枝条上的芽萌发后，长到15~20cm时，培潮湿的细土，高约10cm，宽20cm，新梢继续生长，高度达到20~30cm时进行第2次培土，总高度大约30cm，使其生根。秋季，将生根小苗自母体上剪离。

（4）高枝压条法

高枝压条法适用于高大的乔木。在树冠上部选高度适当的2~3年生枝条，在预订生根部位环剥或刻伤，在环剥或刻伤部位套上塑料薄膜袋，或竹筒、铁罐均可。其内盛松软湿润的园土、锯末，保持湿润，促进生根，生根后将其剪下，即成为一新植株。

四、作业

统计各种扦插材料及扦插方法的生根、生芽情况，并注意观察插条的生长变化情况。

五、思考题

扦插与压条繁殖过程中，药用植物生根、芽的快慢与哪些因素有关。

实验三　药用植物嫁接繁殖

一、实验目的

在掌握嫁接繁殖基本原理的基础上，学习掌握嫁接的基本技术及各种嫁接方法。

二、实验仪器及材料

1. 实验仪器

芽接刀、剪接刀、修枝剪、手锯、塑料薄膜条等。

2. 实验材料

芍药、牡丹、山楂。

三、实验内容

（一）嫁接繁殖原理

嫁接繁殖的原理，主要是通过砧木和接穗的形成层薄壁细胞旺盛分裂，形成愈伤组织，该愈伤组织再分化出结合部位的输导组织，使砧木和接穗的输导组织相通，进而进行水分、养分的运输，使嫁接植物成活。

（二）嫁接方法

1. 芽接方法

（1）芽接的时期

在生长季节，皮层能够剥离时均可进行，其中7～9月份是主要芽接时期。

（2）芽接方法

①"T"字形芽接

剥芽片：选发育健壮的枝条上的饱满芽作接芽。先在芽的上方0.5cm处横切一刀，深达木质部，然后在芽的下方1～2cm处下刀，略倾斜向上推剥到横切口，用手捏住芽的两侧，左右轻摇掰下芽片，芽片长度约为1.5～2.5cm，宽0.6～0.8cm，稍带木质部。

切砧木：在砧木上选好位置之后，用刀切一"T"字形口，深达木质部。横切口应略宽于芽片宽度，纵切口应短于芽片。

接芽与绑缚：用刀轻轻撬起纵切口，将芽片顺"T"字形切口扦入，芽片的上端对齐砧木横切口，然后用塑料薄膜条从上向下绑紧，但要将芽眼露出。检查成活率：芽接后10天左右进行成活率检查，凡接芽呈新鲜状态，表示成活；而接芽未成活的可及时补接。

②嵌芽接

削芽片：先在接穗的芽上方0.8～1cm处向下斜切一刀，长约1.5cm，然后在芽下方0.5～0.8cm处，斜切成30°到第一刀口底部，取下带木质部芽片，芽片长约1.5～2cm。

切砧木：根据芽的大小，相应地在砧木上由上而下切一切口，长度比芽片略长。

接芽与绑缚：将芽片扦入砧木切口中，注意芽片上端必须与砧木皮层相接触，以利于愈合，然后用塑料薄膜条绑紧。

③方块芽接

削芽片：在接穗上芽的上下各0.6～1cm处横切两个平行切口，再在距芽左右0.5～0.5cm处竖切两刀，切成长1.8～2.5cm、宽1～1.2cm的方形芽片，暂时先不取下。

切砧木：根据接芽上下口距离，横割砧木皮层达木质部，偏向一方（左或右）竖割一刀，掀开皮层。

接芽绑缚：将接芽芽片取下，放入砧木切口中，使竖切的一边对齐，然后再竖切另一方的砧木皮，使左右上下切口都紧密对齐，然后立即用塑料薄膜条绑紧。

2. 枝接法

（1）枝接的时期

只要具备条件，一年四季都可进行枝接，但以春季萌芽前后至展叶期进行较为普遍，只要接穗保存于冷凉处不萌发，枝接时间还可延长。

（2）枝接的方法

常用的有劈接法、反切接法、皮下接法、舌接法。

① 劈接法（砧木较粗时常用此法）

削接穗：将接穗基部削成两个长度相等的楔形切面，切面长3cm左右，切面应平滑整齐，一侧的皮层应较厚。

切砧木与嫁接：将砧木切去上部，削平断面，用刀在砧木断面中心处垂直劈下，深度略长于接穗面。将砧木切口撬开，将接穗插入，接穗削面上端应微露出，然后用塑料条绑紧包严，粗的砧木可同时接上2～4个接穗。

② 皮下接法（插皮接法）

砧木较粗、皮层厚，易于离皮时采用此法。

削接穗：将接穗基部与顶端芽的同侧削成单面台状削面，长度3cm左右，在对面下部削去0.2～0.3cm的皮层。

切砧木和嫁接：砧木切去上部，用与接穗切削面近似的竹签自形成层处垂直插下。取出竹签，插入削好的接穗，接穗削面应微露出，以利于愈合，用塑料条绑紧包严，也可用刀在砧木上纵切一刀，插入接穗。

3. 室内嫁接法

嫁接时期：一般可在扦插前20～25天进行。

嫁接方法：将秋季剪下的接穗和砧木枝条贮藏越冬（注意保湿），次年于嫁接前取出。首先应检查枝和芽是否新鲜正常，进行选择和分级，将越冬良好的枝条选出备用。

砧木的剪截：将砧木枝条剪成长20cm左右，下端在节下1～2cm处剪成斜茬，上部在节上5～8cm处剪成平口。每50～100根枝条捆成一捆，放在水中浸泡1～2天，以利于扦插生根。从水中取出后，浸入50～100（ppm）的萘乙酸溶液中，深度为5～6cm，时间12～24小时。从萘乙酸溶液中取出后，放在湿锯沫中或包在塑料布中备用。

接穗的剪截：接穗应在嫁接的当天或前一天准备。一般截成单芽段或留2～3个芽，接穗长度约5～8cm，上端切口在节上1.5～2cm处，上下端均切成平口。作接穗的枝段，芽眼要饱满充实，不霉烂。剪好后放在水中4～6小时。

嫁接：多采用劈接、舌接、合接法。

采用舌接法时，接穗和砧木均应在芽下方削斜面，接好后用塑料条绑紧，防止摇动。

愈伤处理：接穗的伤口要在较高的温度和一定的湿度下，才能形成愈伤组织。因此扦插前需进行15～20天愈伤处理。处理温度为25℃±2℃，可利用温床、冷床、温室或其他容器，无论用什么方法，嫁接枝条都应直立或倾斜。嫁接枝条摆好后在温床不同部位放置温度计，经常检查和调整温度，待结合部位和砧木基部普遍生出少量愈伤组织时，即可停止加温，使温度下降到10℃～15℃，锻炼2－5天即可用于扦插。

四、作业

1. 统计用不同方法嫁接植株的成活率。
2. 选取不同的植物材料练习嫁接技术。

五、思考题

嫁接繁殖的原理及关键技术点各是什么？

实验四　药用植物引种栽培及物候期观察

一、实验目的

物候期观察是了解药用植物生长发育规律的一个重要方法，也是制定药用植物管理措施的主要依据之一。通过实验，了解和掌握物候期观察的项目和方法，并掌握本地区主要药用植物年周期发育规律。

二、实验仪器及材料

1. 实验仪器

钢卷尺、卡尺、放大镜等。

2. 实验材料

选用当地主要药用植物品种，如人参、贝母、红花、地黄、山药等。

三、实习内容

物候期观察是周年进行的工作，应按照物候期观察项目和标准，进行观察和记载。如：

禾本科药用植物物候期观察项目如下：

播种期　记录播种日期。

出苗期　记录出苗始期、盛期、末期。

拔节期　记录拔节时期及增长速度。

孕蕾期　记录孕蕾始期、盛期、末期。

开花期　记录开花始期、盛期、末期。

结果期　记录结果始期、盛期、末期。

收　获　记录日期及成熟特征。

物候期观察应注意下列事项：

① 物候期观察记录项目的繁简，应根据具体植物品种确定，物候期研究须详细检查，一般原则只记载主要物候期（本实验是一般物候期调查）。

② 根据物候期的进程迟度和记载的繁简确定观察间隔的时间。一般，播种期及出苗期间隔时间稍长些，生长期间隔时间应短些，一般为 2 ~ 3 天观察一次，后期间隔时间也可适当延长些，但收获时期应加以注意。

③ 在观察物候期时应详细记载小气候区情况和植株生长情况。

④ 选取具有代表性的植株进行定点观察，挂牌，标记，定期观察。

四、作业

1. 选定几种药用植物，进行周年物候期的观察记载，最后整理出物候期观察及分析的结果。

2. 对某一种野生药用植物进行物候期观察，并尝试进行驯化栽培试验。

五、思考题

1. 如何了解药用植物生长发育规律。

2. 如何记录药用植物年周期发育规律。

第三节　综合性及设计性实验

实验一　药用植物间、套作类型与光能利用

一、实验目的

通过对几种药用植物间、套作类型的光照强度、叶面积指数及产量状况的测定、分析，阐明合理的复合群体对于增产的作用及其优越性。

二、实验仪器及材料

1. 实验仪器

照度计、剪刀、硫酸纸、天平等。

2. 实验材料

处于不同类型间、套作地块的药用植物及单作（对照）田块的药用植物。

三、实验内容

理论依据：合理的时间、套作（复合群体）较单作（单一群体）能更充分地利用光能，提高光能利用率，能更好地利用时间、空间和生物环境等因素，取得均衡增产、培养地力等多方面的经济效果和生态效益。

1. 对间、套作类型药用植物田块和单作药用植物（对照）田块，用照度计测定两块地光强分布，填入自己设计的表格中（表格应包括：测定时间、测定部位、光照强度、田块类型等项目）。

2. 用纸片称量法测定两田块的叶面积指数填入下表。

表 4－1　叶面积指数

类型	药用植物 A				药用植物 B				间、套药用植物 A＋B			
材料编号	1	2	3	平均	1	2	3	平均	1	2	3	平均
叶面积指数（m^2/m^2）												

3. 产量表

表4-2　产量表

项目	生物产量		经济产量	
	单作	间、套作	单作	间、套作
产量（公斤/亩）				

四、作业

根据以上测定结果，分析合理的复合群体较单一作物群体的优越性及其实际意义。

实验二　药用植物生长周期与药用器官的形成

一、实验目的

了解常见药用植物的生长过程及其与药用器官形成的关系。

二、实验材料

根、茎、叶、花类药材的田间生长植株，每一类取10～20株。

三、实验内容

药用植物按其生长周期，可以分为一年生、二年生及多年生。其中一、二年生的，可以分为三个生长时期，即：

种子时期，包括胚胎发育期、种子休眠期、发芽期。

营养时期，包括幼苗期、营养生长盛期、营养休眠期。

生殖生长期，包括花芽分化期、开花期、结果期。

每个时期的长短，不同种类间差异很大，而在哪个时期形成药用植物器官也不同，掌握这些差异，有利于制定栽培生产计划。

调查步骤：

1. 调查、记录田间观察的根、茎、叶、花、果实类药材的栽培过程及生长过程，每一类选1种或2种，重点调查其播种期、发芽期、幼苗期、开花期及产品收获期。如为多次收获的，则分别记载收获初期、盛期及末期，填入下表：

表4-3　不同药用植物的生长过程

种类	播种期	发芽期	孕蕾期	开花期	结果期	收获期

2. 测定根类药材的地上部分与地下部分（产品器官）的鲜重，计算其地上部分与地下部分重量的比例，填入下表。

表4-4　根类药材的 T/R 比率

种类	生长时期	地上部分（克）T	地下部分（克）R	T/R

四、作业

1. 用以上数据说明不同种类药用植物的营养生长与生殖生长与药用器官形成的关系。

2. 根据根类药材地上部分与地下部分鲜重的数据，说明根类药材的生长初期与生长后期，地上部分与地下部分的比例有什么改变。

实验三　药用植物宿存器官越冬前形态观察

一、实验目的

药用植物多数是多年生植物，在北方，每年冬季依靠宿存器官越冬，而在宿存器官上往往分化有翌年地上植株的雏形。通过本次实验，了解各种常见药用植物宿存器官的形态特征、结构特点，观察已分化的翌年地上植株，并初步掌握徒手切片的方法。

二、实验仪器及材料

1. 实验仪器

显微镜、解剖镜、培养皿、放大镜、番红染色液、解剖针、刀片、载玻片、盖玻片、镊子等。

2. 实验材料

常见多年生药用植物人参、贝母、黄芪等的宿存器官。

三、实验内容

1. 人参、黄芪、天麻等常见药用植物的宿存器官观察

取实验材料，仔细观察宿存器官的形态特征，再用解剖镜、放大镜、显微镜等观察宿存器官的结构特点。观察分化的翌年地上植株的外部形态。

2. 做徒手切片

用镊子由外向里剥去越冬芽的鳞片，露出分化好的翌年地上小植株，有些也可看到花序原始体。然后，用解剖刀片从一侧向另一侧切割小植株或花序原始体。将切下的材料再连续切割成薄片，越薄越好。然后，将切片放入盛水的培养皿中。将培养皿中的切片，依次排列在载玻片上，用1%的番红染色，经过1~3分钟，用清水洗净染色液，加盖玻片，即可在显微镜下观察原始体的结构。如果没有染色液，也可以直接在显微镜下观察。

四、作业

独立制作一张徒手切片，观察其组织结构并绘图，标出各部分名称。

五、思考题

1. 简述常见药用植物宿存器官的形态特征、结构特点。

2. 药用植物宿存器官形态特征的变化对越冬有何影响？

实验四 低温（冻害）对药用植物的影响

一、实验目的

观察低温（冻害）引起药用植物组织结构的变化，观察冻害引起的物质外渗现象及变化过程。实验方法可用于研究不同品种的抗冻性，为选择抗病品种提供理论依据。

二、实验仪器及材料

1. 实验仪器

电导仪、恒温箱、冰箱（或冰瓶）、烧杯、培养皿、量筒、移液管、镊子、剪刀、直尺。

2. 实验材料

药用植物叶片、蒸馏水、粗粮食。

三、实验内容

原理：植物细胞膜的作用是调节控制细胞内外物质的交换。当细胞膜受到损伤时，胞内物质由内向外渗出。植物在低温条件下（零度以下）受到冻害使细胞膜损伤，造成细胞液外渗，外渗程度与受冻害的时间长短有关。通过电导法测定可以观察到植物在低温胁迫状态下的动态变化过程（不同的抗冻品种可以表现出抗冻性的差异）。

选取无病的药用植物叶片，洗净，吸干表面水分，去掉中脉。剪成0.5cm×1.5cm的小块，分成8份（每张叶片剪成的小块都分成8份），从每份中称取200mg，分成四组，每组重复两次，进行如下处理：

①对照组（置于室温下）；②置于0℃冰冻1小时；③置于0℃冰冻3小时；④置于0℃冰冻5小时。将上述叶片每份单层平铺在培养皿中，放在冰箱或冰瓶中冰冻，按照上述四种方法处理冰冻结束后，取出放在25mL烧杯中，烧杯中盛有15mL蒸馏水，于25℃下置4小时，用电导仪测定电导率，以蒸馏水做对照，观察电导率的动态变化。注意：经过冰冻后的叶片，放在恒温箱中解冻时，应该尽量使叶片均匀地悬浮于液面，避免重叠，将实验结果记录下来并进行比较。

四、作业

1. 与对照品相比，哪种处理的电导率高？由此可以得到什么结论？
2. 根据叶片细胞损伤引起细胞液外渗的现象，还可以采用什么方法测定药用植物的抗冻性？

五、思考题

1. 药用植物如何调节控制细胞内外物质的交换？
2. 简述药用植物在低温胁迫状态下的动态变化过程。

实验五　药用植物生产措施和试验方案的制定

一、实验目的

中药材生产具有地区性，根据地区特点选择药材品种，并因地制宜地采取栽培措施，对于药材生产实现优质高产至关重要。因此，在引种或进行生产前，制定科学合理的实验方案或生产措施就显得尤为重要。通过本实验使学生们了解和掌握实验方案或生产措施制定的基本程序。

二、实验内容

根据你所了解和掌握的资料（气象、土壤、地理、农业等）确定某一地区适宜栽培的药材品种，按照下列项目制定生产措施或实验方案。

1. 药材名称
2. 试验目的
3. 试验地点、面积、产量指标等
4. 试验设计原理、方法、步骤
5. 整地日期、方法
6. 播种（或移栽）日期、方法、播种量等
7. 田间管理措施
8. 调查项目
9. 收获。

三、作业

调查你所在地区的自然环境条件，根据掌握的资料，制定一个适宜在该地区栽培的某种药用植物引种或栽培生产的方案。

四、思考题

如何评价引种药用植物实验方案、生产措施制定成功？

第五章　药用植物生理与生态学实验

第一节　基本技能实验

细胞的活体染色和细胞类型鉴定

一、实验目的

1. 了解植物学基本实验技术。
2. 掌握以碱性染料中性红进行活体染色的方法。
3. 了解生活细胞鉴定方法。

二、实验原理

利用某种对植物无害的染料稀溶液对活体细胞进行染色，称活体染色。常用活体染料有中性红。在中性或微碱性环境下，植物的活细胞能大量吸收中性红并向液泡排泄。液泡一般呈酸性，进入液泡的中性红解离出大量阳离子而呈樱桃红色，但原生质及细胞壁不染色。死亡细胞的液泡已消失因而不产生液泡着色现象，中性红阳离子却与带一定负电荷的原生质及细胞核结合而使原生质及细胞核染色。

成长的细胞是一个渗透系统，活的原生质具有选择透性，原生质内部包含着一个大液泡，具有一定的溶质势。当细胞与外界低水势溶液接触时，细胞内的水分外渗，原生质随着液泡一起收缩而发生质壁分离；其后，当与清水（或高水势溶液）接触，细胞又因液泡的吸水膨胀而发生质壁分离复原。死细胞因其原生质的选择透性已遭破坏，故与低水势溶液接触时不产生质壁分离。

三、实验仪器、试剂及材料

1. 实验仪器

显微镜、刀片、镊子、吸水纸、酒精灯、载玻片、盖玻片、胶头滴管。

2. 试剂

0.8mol/L 蔗糖液，0.03% 中性红溶液。

3. 材料

洋葱鳞茎、葱鳞茎。

四、实验内容

1. 细胞染色及观察

（1）细胞染色

用尖头镊子撕取洋葱（葱）鳞片内表皮薄片，浸到 0.03% 中性红溶液中 10～15 分钟进行染色。

（2）染色细胞观察

将染色后的植物材料放到载玻片上，盖好盖玻片，在盖玻片的一侧滴加无离子水（或 pH 略高于 7.0 的自来水），另一侧放吸水纸吸干，以洗净撕片外黏附的中性红溶液，然后在显微镜下观察，可以看出液泡染成樱桃红色；原生质层和细胞壁则无色透明紧贴细胞壁（在细胞的角隅处可以看见）。

2. 细胞类型鉴定

（1）生活细胞

取按 1（2）染色后细胞进行观察，接着从盖玻片的一边滴 2 滴 0.8mol/L 蔗糖液，在盖玻片的另一边用吸水纸吸盖玻片下的水，将蔗糖液引入盖玻片下浸渍植物材料，并立即镜检，可以看到细胞很快发生质壁分离。先是凹形质壁分离，而后变为凸形质壁分离。

取上述质壁分离细胞，接着在盖玻片的一边加入 2～3 滴无离子水，在另一边用吸水纸吸去蔗糖液，将无离子水引入盖玻片底，立即镜检可以看到带有液泡的原生质体重新吸水膨大，最后充满整个细胞腔，即质壁分离复原（复原缓慢进行时，细胞仍可正常存活；如果进行很快，则会因原生质机械破坏而死亡）。

（2）死亡细胞

将一片经中性红染色的植物材料放在载玻片上，加一滴无离子水后加盖玻片，在酒精灯火焰上微微加热，然后在显微镜下观察，可以看到细胞质凝结成不均匀的凝胶状，与细胞核一起被染成红色。然后按 2（1）法加 0.8mol/L 蔗糖液也不发生质壁分离。

五、作业

用文字说明经染色后，生活细胞和死亡细胞的差异。

第二节　基 础 实 验

实验一　自由水和束缚水含量的测定

一、实验目的

1. 掌握植物组织中水分测定方法。
2. 掌握自由水与束缚水含量的测定原理及方法。
3. 了解植物组织中水分存在的状态与植物生命活动的关系。

二、实验原理

植物组织中的水分以两种不同的状态存在，一种是与原生质胶体紧密结合着的束缚水，另一种是不与原生质胶体紧密结合而可以自由移动的自由水。自由水与束缚水含量高低与植物的生长及抗性有着密切的关系。自由水/束缚水比值较高时，植物组织或器官的代谢活动一般比较旺盛，生长也较快；反之则较慢，但抗性常较强。因此，自由水和束缚水的相对含量可以作为植物组织代谢活动及抗性强弱的重要生理指标，故在植物生理的研究上常需测定。

当植物组织被浸入较浓的糖溶液中脱水时，一定时间后仍未被夺取的水分作为束缚水，而被夺取的水分作为自由水。自由水的量可根据所加糖液浓度的降低量来计算。再由植物组织的总含水量减去自由水量，即可求得束缚水量。

三、实验仪器、试剂及材料

1. 实验仪器

阿贝折射仪、分析天平、烘箱、超级恒温水浴、5mm 钻孔器、干燥器、滤纸、称量瓶、吸滤管、移液器、手持糖量计、快速水分分析仪、恒温烘箱。

2. 试剂

质量浓度为 65% ~75% 蔗糖溶液。称取蔗糖 60 ~65g，溶于 35 ~40mL 蒸馏水中，搅拌均匀即可。

3. 材料

新鲜植物叶片、马铃薯。

四、实验内容

1. 自由水含量测定

取称量瓶 3 个（三次重复），依次编号并分别称取瓶重。选取叶子数片，用直径为 0. 5cm 打孔器钻取圆片，每瓶随机装入 20 片，立即加盖，并称取被测样品鲜重。如果被测植物是块茎（马铃薯），则先用打孔器钻取圆条，然后切成约 1mm 厚度的圆片，每次称取 1 ~1. 2g 圆片（按实际称重记录）。

各瓶迅速加入 60% ~65% 的蔗糖溶液 5mL 左右（注意摇匀，不能让圆片重叠在一起），并称取每瓶糖液重。把瓶放在暗处 4 ~6 小时（若实验用植物块茎如马铃薯则处理 1 小时左右，不需放在暗处），其间经常轻轻摇动。

到预定时间后，充分摇动糖液。然后用手持糖量计或阿贝折射仪（使用方法见附录）测定各瓶糖液的浓度（%）及原来糖液的浓度（%）。所测得的糖浓度按下述公式计算植物组织自由水含量。

2. 植物组织总含水量的测定

（1）烘干称重法

① 取称量瓶 3 个，依次编号，分别称重。

② 取上述相同的植物材料，用打孔器钻取圆片，立即放入称量瓶中（每瓶随机取样放 50 片），加盖，准确称出被测样品鲜重（如果被测植物是块茎，切成约 1mm 厚度

圆片，准确称取1g样品测定）。

③ 把3瓶称重后的样品放入烘箱100℃~105℃烘干后，再置于干燥器冷却恒重后称取干重。并按下述公式求出植物组织总含水量（%）。

（2）快速水分分析仪测定法

取上述相同的植物叶片，用打孔器钻取圆片，立即称取被测样品1~1.5g［如果被测植物是块茎，先用打孔器钻取圆条，取约2cm长（1~1.5g），然后用刀片切成约1mm厚度圆片］，用快速水分分析仪直接测定植物组织总含水量（%）。

3. 植物组织中自由水和束缚水含量计算

$$\text{组织总含水量}(\%) = \frac{W_1 - W_2}{W_1} \times 100\%$$

公式中：W_1 为样品鲜重（g）

W_2 为样品干重（g）

$$\text{自由含水量}(\%) = \frac{\text{糖液重}(g) \times \dfrac{\text{糖液原来浓度}(\%) - \text{浸叶片后糖液浓度}(\%)}{\text{浸叶片后糖液浓度}(\%)}}{\text{植物组织鲜重}(g)}$$

$$\text{束缚水含量}(\%) = \text{组织总含水量}(\%) - \text{自由水含量}(\%)$$

五、注意事项

取生长一致的植物数株，并取部位、长势、叶龄一致的有代表性的植物叶片，注意避开粗大的叶脉。

六、作业

按下表记录实验数据及实验结果。

表5-1 植物组织中自由水和束缚水含量测定记录表

植物名称	处理方法	组织总含水量（%）	组织鲜重（g）	糖液重（g）	糖液浓度（%）		自由水量（%）	束缚水量（%）	自由水/束缚水量
					原浓度	浸叶片后			

实验二　药用植物根系活力的测定

一、实验目的

掌握TTC法测定植物根系活力的原理和方法。

二、实验原理

氯化三苯基四氮唑（TTC）是标准氧化电位为 80mV 的氧化还原色素，溶于水中成为无色溶液，但还原后即生成红色而不溶于水的三苯甲腙（TTCH 或 TTF），比较稳定，不会被空气中的氧自动氧化，所以 TTC 被广泛地用作酶促反应的氢受体。植物根系中脱氢酶的活性强弱与根的活力成正相关，所以 TTC 还原量能表示脱氢酶活性，并作为根系活力的指标。

三、实验仪器、试剂及材料

1. 实验仪器

分光光度计、电子天平（0.01mg）、温箱、研钵、漏斗、试管架、药勺、石英砂、50mL 三角瓶、100mL 量筒、10mL 移液管、10mL 刻度试管、10mL 容量瓶、10mL 及 1000mL 烧杯。

2. 试剂

① 乙酸乙酯（分析纯）或丙酮，保险粉（连二亚硫酸钠，$Na_2S_2O_4$）。

② 1% TTC 溶液：准确称取 TTC 1.0g，溶于少量水中，定容至 100mL。用时稀释至需要的浓度。

注意：TTC 溶液贮于棕色瓶中，放入冰箱中避光贮存，最好现用现配。

③ 0.1mol/LpH 7 磷酸缓冲液

贮备液 A：0.2mol/L NaH_2PO_4 溶液（27.8g $NaH_2PO_4 \cdot H_2O$ 或 31.21g $NaH_2PO_4 \cdot 2H_2O$ 加水配成 1000mL）。

贮备液 B：0.2mol/L Na_2HPO_4 溶液（53.65g $Na_2HPO_4 \cdot 7H_2O$ 或 71.64g $Na_2HPO_4 \cdot 12H_2O$ 加水配成 1000mL）。

取 A 液 39mL + B 液 61mL，加水稀释至 200mL。

④ 1mol/L 硫酸：用量筒取比重 1.84 的浓硫酸 55mL，边搅拌边加入盛有 500mL 蒸馏水的烧杯中，冷却后稀释至 1000mL。

3. 实验材料

新鲜的植物根系。

四、实验内容

1. 制作标准曲线

取 0.4% TTC 溶液 0.2mL 放入 10mL 容量瓶中，加少许 $Na_2S_2O_4$ 粉末摇匀后立即产生红色的三苯基甲腙。再用乙酸乙酯定容至刻度，摇匀。分别取此液 0.25、0.50、1.00、1.50、2.00mL 置于 10mL 容量瓶中，用乙酸乙酯定容至刻度，即得含三苯基甲腙 25、50、100、150、200μg/mL 的标准比色系列溶液，以空白（乙酸乙酯）作对照，在 485nm 波长下测定吸光度，绘制标准曲线。

2. 样品处理

① 称取根尖样品 0.5g，放入 10mL 烧杯中，加入 0.4% TTC 溶液和磷酸缓冲液的等量混合液 10mL，将根充分浸没在溶液内，在 37℃ 下暗保温 1～3h，加入 1mol/L 硫酸 2mL，以停止反应。

② 空白实验：在 10mL 烧杯中，先加入 2mL 硫酸，再加入根尖样品 0.5g，其余实

验操作步骤同①。

③ 将根取出，吸干水分后与乙酸乙酯 3 ~ 4mL 和少量石英砂一起在研钵内磨碎，以提取三苯甲腙（至根为白色为准），将红色提取液移入试管，并用少量乙酸乙酯洗涤残渣 2 ~ 3 次，皆移入刻度试管中，最后加乙酸乙酯使其总量为 10mL。

④ 用紫外分光光度计在波长 485nm 下比色，以空白试验作对照，测定吸光度，查标准曲线，即可求出四氮唑还原量。

3. 结果计算

按下列公式计算 TTC 的还原量（以鲜重计），求出根系活力大小。

四氮唑还原强度[mg/(g · h)] = 四氮唑还原量(mg)/[根重(g) × 时间(h)]

时间为保温培养时间。

五、作业

记录实验过程并利用公式计算植物根系活力的大小。

六、思考题

为什么要测定植物根系活力？植物的根与地上部分有何关系？

实验三　细胞中叶绿素 a、b 含量测定

一、实验目的

掌握叶绿素 a、b 含量测定的基本原理和方法。

二、实验原理

叶绿素与其他显色物质一样，在溶液中如液层厚度不变则其吸光度与它的浓度成一定的比例关系。

叶绿素 a、b 分别在 663nm 和 645nm 波长处有最大的吸收峰，同时在该波长处叶绿素 a、b 的比吸收系数 K 为已知，我们即可以根据 Lambert - Beer 定律，列出浓度 C 与吸光度 A 之间的关系式：

$$A_{663} = 82.04C_a + 9.27C_b$$
$$A_{645} = 16.75C_a + 45.6C_b$$

上述式联立方程，得：

$$C_a = 12.7A_{663} - 2.69A_{645}$$
$$C_b = 22.9A_{645} - 4.68A_{663}$$
$$C_T = C_a + C_b = 20.21A_{645} + 8.02A_{663}$$

上式中 C_a、C_b 为叶绿素 a、b 的浓度，C_T 为总叶绿素浓度，单位（mg/L）。利用上述公式可以分别计算出叶绿素 a、b 及总叶绿素浓度。

三、实验仪器、试剂及材料

1. 实验仪器

分析天平、分光光度计、漏斗、25mL 容量瓶、剪刀、滤纸、玻璃棒。

2. 试剂

95%乙醇、石英砂、碳酸钙粉。

3. 实验材料

菠菜叶、芥菜叶或其他植物叶片。

四、实验内容

1. 叶绿素的提取

称取植物鲜叶 0.20g（可视叶片叶绿素含量增减用量），剪碎放入研钵中，加少量碳酸钙粉和石英砂及 3 ~5mL 95%乙醇研成匀浆，再加约 10mL 95%乙醇稀释研磨后，用滤纸过滤入 25mL 容量瓶中，然后用 95%乙醇滴洗研钵及滤纸至无绿色为止，最后定容至刻度，摇匀，即得叶绿素提取液。

2. 叶绿素测定

取光径为 1cm 的比色杯，加入叶绿素提取液至距比色杯口 1cm 处，以 95%乙醇作为对照，分别于 663nm 及 645nm 波长下测定吸光度（A）值。

3. 结果计算

将测定得到的吸光度 A_{663}、A_{645} 值分别代入下列公式计算出 C_a、C_b 及 C_T（即叶绿素 a、b 及叶绿素总量浓度）。再按下式计算出叶绿素 a、b 及叶绿素总含量。

$$\text{叶绿素 a 含量(mg/g Fw)} = \frac{C_a \times \text{提取液重量(mL)}}{\text{样品鲜重(g)} \times 1000}$$

$$\text{叶绿素 b 含量(mg/g Fw)} = \frac{C_b \times \text{提取液重量(mL)}}{\text{样品鲜重(g)} \times 1000}$$

$$\text{叶绿素总含量(mg/g Fw)} = \frac{C_T \times \text{提取液重量(mL)}}{\text{样品鲜重(g)} \times 1000}$$

五、注意事项

从植株上选取有代表性的叶片时，注意除去粗大叶脉。

六、作业

最后计算出叶绿素 a、叶绿素 b 的比值，并加以分析。

实验四　植物呼吸强度的测定

一、实验目的

掌握用小篮子法测定植物呼吸强度的方法。

二、实验原理

将一定重量的植物材料放入一个密闭的环境中呼吸代谢一定时间。植物呼吸作用释放出 CO_2 被氢氧化钡溶液吸收，生成 $BaCO_3$；利用草酸溶液滴定反应后的溶液，计算未反应 $Ba(OH)_2$ 的量，进而求得吸收 CO_2 的 $Ba(OH)_2$ 的量，最终得出植物呼吸作用释放

的 CO_2 的量。

$Ba(OH)_2 + CO_2 = BaCO_3 \quad Ba(OH)_2 + H_2C_2O_4 = BaC_2O_4 + 2H_2O$

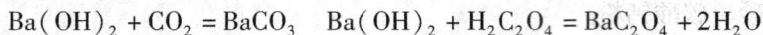

酚酞指示剂：红色→无色。用 1/44mol/L 的草酸溶液反应，每毫升溶液相当于 1mg 的 CO_2。同时测定样品空白。根据空白和样品二者消耗草酸溶液之差，可计算出呼吸过程中释放 CO_2 的量，根据呼吸时间和植物体的鲜重计算植物的呼吸强度。

$$呼吸强度[(CO_2mg/(g \cdot h)] = (V_0 - V_1) \times 1mgCO_2/mL/[植物组织重(g) \times 时间(h)]$$

其中：V_0 为煮死种子滴定时所耗用的草酸溶液的体积（mL）；V_1 为发芽种子滴定时所耗用草酸溶液的体积（mL）。

三、实验仪器、试剂及材料

1. 实验仪器及试剂

酸式滴定管、250mL 广口瓶、橡皮塞、小篮、酚酞指示剂、草酸溶液等。

2. 实验材料

豆芽，小麦种子（正生芽的）。

四、实验内容

1. 取 250mL 广口瓶 4 个，用橡皮塞密封，塞下挂一尼龙窗纱制作的小篮，用于盛实验材料。分别标上标号。

2. 称取 5g 萌发的小麦种子，装入小篮内，向广口瓶中加入 10.00mL 饱和 $Ba(OH)_2$ 溶液，将小篮子挂在广口瓶内，立即塞紧瓶塞，开始及时进行呼吸作用。每隔 10 分钟轻轻地摇动广口瓶，破坏溶液表面的 $BaCO_3$ 薄膜，以利于 CO_2 的吸收。1 小时后，小心打开瓶塞迅速取出小篮，加入 1～2 滴酚酞指示剂，用草酸溶液滴定到红色消失为终点，记录用去的草酸溶液的体积（mL）。

3. 另以沸水煮死的种子（至少要煮 10 分钟）为材料，按上述步骤进行测定，以此为对照。每个项目做 2 个重复。

$$呼吸强度[CO_2\ mg/(g \cdot h))] = (V_0 - V_1) \times 1mgCO_2/mL/[植物组织重(g) \times 时间(h)]$$

五、作业

记录实验过程及植物呼吸强度测定结果。

六、思考题

影响呼吸强度的因素有哪些？

实验五　碳水化合物代谢酶的测定

一、实验目的

1. 掌握 α、β 淀粉酶作用的原理及其不同的测定方法。

2. 了解参与蔗糖代谢的两种酶的测定。

二、实验原理

α－淀粉酶能将淀粉分子的α－1,4 糖苷键任意切断成长短不一的短链糊精及少量麦芽糖和葡萄糖，使淀粉对碘呈蓝紫色的特异反应消失。以该颜色消失的速度计算酶的活力。

β－淀粉酶从淀粉的非还原性末端分解 2 个葡萄糖单位的α－1,4 糖苷键生成麦芽糖。因此可以用 DNS 试剂测定溶液中还原糖含量。

三、实验仪器、试剂及材料

1. 实验仪器

分光光度计、恒温水浴锅、离心机。

2. 试剂

β－极限糊精、0.01% I_2－KI 溶液、2%可溶性淀粉、0.1mol/L NaAc 缓冲液（含 6mmol/L $CaCl_2$，pH5.0）、石英砂、10mmol/L NaAc 缓冲液、DNS 试剂（称 10g 3,5－二硝基水杨酸，溶解于水中，加入 20g 氢氧化钠，200g 酒石酸钾钠，加水 500mL，加热溶解后加重蒸馏酚 2g，无水硫酸钠 0.5g，加热搅拌，冷却后定容至 1000mL，贮存于棕色瓶中，放置一星期后使用）。

3. 实验材料

新鲜植物材料。

四、实验内容

1. 粗酶液制备

取新鲜植物材料 10g，洗净、剪碎，按 1∶2（*W/V*）比例加 20mL 0.1 mol/L NaAc 缓冲液及少量石英砂研磨，用一层尼龙布过滤。滤液在 20000r/min 离心 20 分钟，取上清液用 10mmol/L NaAc 缓冲液透析。过夜后用 20000r/min 离心 10 分钟，取上清液定容，备用。

2. 绘制β－极限糊精标准曲线

称取 100mg β－极限糊精，加少量水调成糊状，倾入 10mL 沸蒸馏水，不断地搅拌、加热，煮至透明。流水冷却后定容至 10mL，即每毫升含 10mg β－极限糊精。取 25～200μL β－极限糊精 5 份（0.25～2.0mg）加水定容至 0.5mL，再加 5.0mL 0.01% 的 I_2－KI 溶液。于 560nm 处测定其吸光度值（*OD*）。以吸光度值为纵坐标、β－极限糊精含量为横坐标绘制β－极限糊精标准曲线。

3. α－淀粉酶活力测定

取 0.1～0.5mL 粗酶液（相当于含 0.1～0.2g 鲜重），加 0.5mL β－极限糊精，加 10mmol/L NaAc 缓冲液定容至 1.0mL，摇匀后在 30℃保温。隔不同时间取 0.1mL 反应液加 5.0mL 0.01%的 I_2－KI 溶液，0.4mL H_2O，摇匀后在 560nm 处测其吸光度。按吸光度值（*OD*）查标准曲线。计算单位为：mg β－极限糊精降解/[g（鲜重）·h]。

4. β－淀粉酶活力的测定

（1）酶反应

在具塞试管中加 5mL 2%可溶性淀粉，1mL 0.1mol/L NaAc 缓冲液，3.9mL H_2O，在 37℃预热 5 分钟，加 0.1mL 酶液，保温 30 分钟后煮沸 10 分钟。冷却后用 DNS 法测定还原糖。以每小时生成1mg麦芽糖所需的酶量作为一个酶活力单位。

$$酶活力(mg/mL) = 1.9K \times OD \times 10 \times 2 \times n \times 0.5 \times 0.1$$

n：酶液稀释倍数；K：每一 OD 值所相当的葡萄糖量（mg）；1.9：葡萄糖换算成麦芽糖的换算因子。

（2）DNS法定糖

取试管，加1.5mL DNS试剂，0.5mL样品，沸水浴中加热15分钟，冷却后加10.5mL H_2O，摇匀后用分光光度计在540nm处测定其吸光度。同时用不同浓度的葡萄糖制作标准曲线，求 K 值。

五、作业

1. 绘制β-极限糊精标准曲线。
2. 计算通过实验得到的α-淀粉酶与β-淀粉酶的活性数值。

六、思考题

α-淀粉酶与β-淀粉酶对可溶性淀粉的作用有何不同？

实验六　植物体内游离脯氨酸含量的测定

一、实验目的

了解植物体逆境条件与脯氨酸积累的关系。

二、实验原理

当植物遭受渗透胁迫，造成生理性缺水时，植物体内脯氨酸大量累积，因此植物体内脯氨酸含量在一定程度上反映了植株体内的水分状况，可作为植株缺水的参考指标。

另外，由于脯氨酸亲水性极强，能稳定原生质胶体及组织内的代谢过程，因而能降低冰点，有防止细胞脱水的作用。在低温条件下，植物组织中脯氨酸增加，可提高植物的抗寒性，因此，亦可作为抗寒育种的生理指标。

在pH1~7时用人造沸石可以除去一些干扰的氨基酸，在酸性条件下，茚三酮与脯氨酸的反应，生成红色化合物，其含量与色度成正比，可用分光光度计测定，此法有专一性。

三、实验仪器、试剂及材料

1. 实验仪器

分光光度计、离心机、水浴锅、旋涡仪、研钵、烧杯、移液管、容量瓶、具塞试管、人造沸石。

2. 试剂

冰醋酸、甲苯、80%乙醇、脯氨酸、茚三酮（2.50g茚三酮溶于60mL冰醋酸和40mL 6mol/L磷酸中，70℃加热溶解，贮于冰箱中）、3%磺基水杨酸（配制：3g磺基水杨酸加蒸馏水溶解后定容至100mL）、10μg/mL脯氨酸标准母液［配制：精确称取20mg

脯氨酸，倒入小烧杯内，用少量蒸馏水溶解，再转移至200mL容量瓶中，加蒸馏水定容至刻度（为100μg/mL脯氨酸母液），再吸取该溶液10mL，加蒸馏水稀释定容至100mL，即为10μg/mL脯氨酸标准液]。

3. 实验材料

植物叶片。

四、实验内容

1. 脯氨酸标准曲线的制作

① 取6支试管，编号，按下表配制每管含量为0～12μg的脯氨酸标准液。

加入下表中各试剂后，置于沸水浴中加热30分钟。取出冷却，各试管再加入4mL甲苯，振荡30秒钟，静置片刻，使色素全部转至甲苯溶液。

表5－2　脯氨酸标准曲线制备方案

试剂	试管号					
	1	2	3	4	5	6
10μg/mL脯氨酸标准液（mL）	0	0.2	0.4	0.6	0.8	1.0
蒸馏水（mL）	2	1.8	1.6	1.4	1.2	1.0
冰醋酸（mL）	2	2	2	2	2	2
2.5%酸性茚三酮（mL）	2	2	2	2	2	2
每管脯氨酸含量（μg）	0	2	4	6	8	10

② 用注射器轻轻吸取各管上层脯氨酸甲苯溶液至比色杯中，以甲苯溶液为空白对照，在520mm波长处测定吸光度（A）值。

③ 标准曲线的绘制：以1～5号管脯氨酸含量为横坐标，吸光度值为纵坐标，绘制标准曲线。

2. 样品的测定

（1）脯氨酸的提取

称取不同处理的植物叶片各0.5g，分别置大试管中，然后向各管分别加入5mL 3%的磺基水杨酸溶液，在沸水浴中提取10分钟（提取过程中要经常摇动），冷却后过滤于干净的试管中，滤液即为脯氨酸的提取液。

（2）脯氨酸的测定

吸取2mL提取液于具塞试管中，加入2mL冰醋酸及2mL 2.5%酸性茚三酮试剂，在沸水浴中加热30分钟，溶液即呈红色。冷却后加入4mL甲苯，振荡30秒钟，静置片刻，取上层液至10mL离心管中，3000r/min离心5分钟。

用吸管轻轻吸取上层脯氨酸红色甲苯溶液于比色杯中，以甲苯溶液为空白对照，在520mm波长处测定吸光度（A）值。

3. 计算结果

从标准曲线上查出样品测定液中脯氨酸的含量，按下式计算样品中脯氨酸含量：

$$\text{脯氨酸含量}(\mu g/g\ Fw) = \frac{x \times \text{提取液总量}(mL)}{\text{样品鲜重}(g) \times \text{测定时提取液用量}(mL)}$$

公式中：x 为从标准曲线中查得的脯氨酸含量（μg）。

五、注意事项

1. 配制的酸性茚三酮溶液仅在 24 小时内稳定，因此最好现用现配。
2. 测定样品若进行过渗透胁迫处理，结果会更显著。
3. 试剂添加次序不能出错。

六、作业

计算所测试材料脯氨酸含量。

七、思考题

为什么植物在干旱条件下脯氨酸含量会增高？

第六章　中药鉴定学实验

第一节　基本技能实验

实验一　显微组织制片

一、实验目的

1. 掌握普通光学显微镜的结构与使用。
2. 掌握显微制片技术。

二、实验仪器、试剂及材料

1. 实验仪器

显微镜，水浴锅。

2. 试剂

水合氯醛试液，浓硝酸，氯酸钾。

3. 实验材料

海金沙粉末；麦冬、苏木、番泻叶药材。

三、实验内容

1. 显微镜的使用

掌握显微镜的结构和使用方法。

2. 显微制片技术

（1）徒手切片法

将麦冬干药材洗净，用水浸软，选择适当部位，切割成长1～2cm的小段，用拇指、食指和中指夹住材料，下端用无名指托住，另手持刀片，自左向右移动手腕，牵拽切片，动作要轻而快，力求切片薄而完整，操作时材料的断面与刀口需经常用水湿润。

将切得的麦冬薄片用毛笔轻轻从刀上拂下，小心地将其移入盛有清水的培养皿中，选择最薄且平整的切片，置载玻片上，滴加水合氯醛液1滴，盖上盖玻片，制得临时制片，置显微镜下观察。

(2) 粉末制片法

取海金沙药材粉末少许，置洁净载玻片上，滴加水合氯醛试液1滴，用针或牙签搅匀，待液体渗入粉末内部并充分分散后，左手食指和拇指夹持盖玻片边缘，将其左侧与液面的左侧接触，右手持镊子或解剖针托住盖玻片的右侧，将盖玻片轻轻放下，即得。盖玻片放平后，用滤纸片吸去溢出的液体，如液体不足，可在盖玻片边缘补加。补加液体时应在空隙的相对边缘加入，以防气泡的产生。将粉末片置显微镜下观察。

(3) 表面制片法

取水中浸软的番泻叶药材，用镊子轻轻撕取其表皮层置载玻片上，注意使其上表面朝上，滴加水合氯醛试液，盖上盖玻片，置显微镜下观察。

(4) 解离制片法

取苏木药材置试管中，加浓硝酸适量，水浴加热至沸，加少量氯酸钾，继续加热至用玻璃棒挤压材料能离散为止。用清水洗涤数次，封藏后制片观察。

四、作业

1. 绘制海金沙孢子详图。
2. 绘制苏木纤维详图。
3. 绘制麦冬横切面详图。
4. 绘制番泻叶表皮细胞及气孔。

五、思考题

1. 简述显微镜的组成、使用步骤及注意事项。
2. 简述显微制片的方法及操作步骤。

实验二 显微绘图及显微测量技术

一、实验目的

1. 掌握组织简图的绘制方法。
2. 掌握显微测量的步骤和方法。

二、实验仪器、试剂及材料

1. 实验仪器

显微镜、测微尺。

2. 试剂

水合氯醛试液。

3. 实验材料

厚朴、甘草、薄荷茎永久切片，大黄粉末。

三、实验内容

1. 组织简图的绘制

取厚朴、甘草、薄荷茎永久制片，置显微镜下观察，找到厚朴的木栓层、石细胞，甘草维管束（韧皮部、形成层、木质部）、纤维束，薄荷茎的表皮及厚角组织，采用简图方式描绘上述特征（见图6－1）。

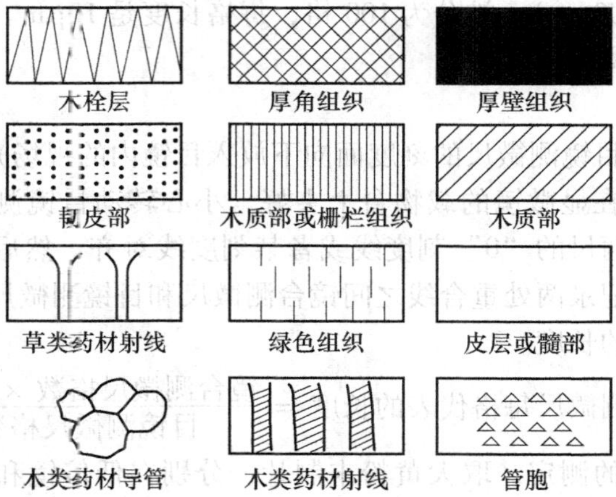

图6－1　组织简图绘制方法

2. 显微测量

测微尺的使用：

① 原理：测微尺分目镜测微尺和镜台测微尺，两尺配合使用。目镜测微尺是一个

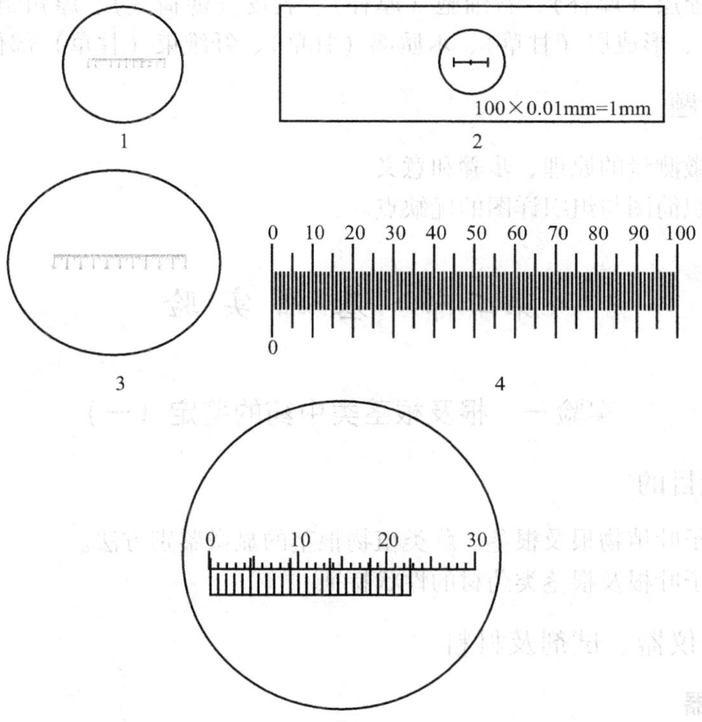

图6－2　目镜测微尺、镜台测微尺及校正

1. 目镜测微尺　2. 镜台测微尺　3. 目镜测微尺放大　4. 镜台测微尺放大　5. 校正图像

放在目镜内的圆形玻片。玻片中央刻有一刻度尺，此刻度尺被分为若干格，每格代表的长度随不同物镜的放大倍数而异，使用前必须校正。镜台测微尺是在一个载片中央封固的标尺，长 1mm（1000μm），被分为 100 格，每格长度是 10μm。标尺的外围有一小黑环，便于找到标尺的位置。

② 方法

a. 取下目镜，将目镜测微尺的刻度面向下放入目镜内的视场光阑上，再旋上透镜。

b. 镜台测微尺放在显微镜的载物台上夹好，小心转动目镜测微尺和移动镜台测微尺使两尺平行，并将两尺的"0"刻度线或者某刻度线对齐，然后从左向右查看两尺刻度线的另一重合处，记录两处重合线之间镜台测微尺和目镜测微尺的格数。按下式求出目镜测微尺每格代表的长度。

$$\text{目镜测微尺每格代表的长度} = \frac{\text{镜台测微尺格数} \times 10\mu m}{\text{目镜测微尺格数}}$$

c. 大黄簇晶直径的测定。取大黄粉末制片，分别在低倍镜和高倍镜下测量并计算其直径。

四、作业

1. 分别求出使用低倍镜（10×）、高倍镜（40×）时目镜测微尺每格代表的长度。
2. 测量并计算大黄簇晶的直径。
3. 绘制木栓层（厚朴）、石细胞（厚朴）、表皮（薄荷茎）、厚角组织（薄荷茎）、韧皮部（甘草）、形成层（甘草）、木质部（甘草）、纤维束（甘草）部位简图。

五、思考题

1. 简述显微测量的原理、步骤和意义。
2. 简述组织简图与组织详图的优缺点。

第二节　基础实验

实验一　根及根茎类中药的鉴定（一）

一、实验目的

1. 掌握双子叶植物根及根茎、蕨类植物根茎的显微鉴别方法。
2. 掌握双子叶根及根茎类药材的性状特征。

二、实验仪器、试剂及材料

1. 实验仪器

显微镜。

2. 试剂

水合氯醛试液。

3. 实验材料

绵马贯众、黄连、人参永久切片；甘草、龙胆药材粉末，何首乌、牛膝、川牛膝、附子、白芍、防己、甘草、黄芪、人参、柴胡等药材及饮片标本。

三、实验内容

1. 横切面特征观察

蕨类植物根茎的横切面特征：

由初生组织构成。一般构造为：表皮→下皮层→基本组织（具网状中柱）。

外表通常为表皮，表皮下面为数列厚壁细胞组成的下皮层；内部为基本薄壁组织，薄壁组织的细胞间隙中，有的具有间隙腺毛。一般具网状中柱。

双子叶植物根类中药的横切面特征：

一般均具有次生构造。最外层大多为周皮。少数次生构造不发达，外表无周皮，如龙胆。维管束一般为无限外韧型；形成层连续成环或束间形成层不明显；双子叶植物根一般无髓；少数次生构造不发达，中央为髓部，如龙胆。

少数双子叶植物的根除上述正常构造外，还可形成异常构造，如牛膝、商陆、何首乌等。

双子叶植物根茎类中药的横切面特征：

一般均具次生构造。外表常有木栓层，少数有表皮；皮层中有根迹维管束或叶迹维管束斜向通过，内皮层多不明显。中柱鞘部位有的具厚壁组织，常排成不连续的环。维管束大多为无限外韧型，环状排列，束间被髓射线分隔。中心有明显的髓。

少数双子叶植物根茎除上述正常构造外，还有异常构造，如大黄。

（1）绵马贯众横切面特征

自外向内观察如下组织构造（见图6－3）：

① 表皮细胞一列。下皮为10余列厚壁细胞。

② 基本组织中有分体中柱5～13个，环列。

③ 细胞间隙常有细胞间隙腺毛。腺头单细胞，具短柄。

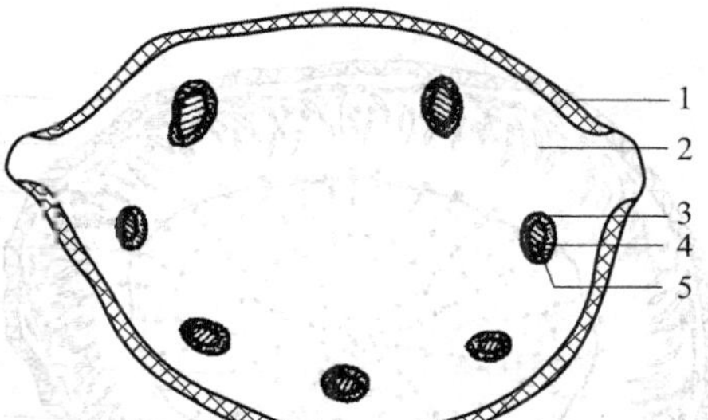

图6－3　绵马贯众（叶柄基部）横切面简图

1. 厚壁组织　2. 基本薄壁组织　3. 内皮层　4. 韧皮部　5. 木质部

（2）黄连（味连）横切面特征

自外向内观察下列组织构造（见图6－4）：

① 木栓层为数层细胞。

② 皮层较宽，石细胞单个或成群散在。中柱鞘纤维成束，或伴有少数石细胞。

③ 维管束外韧型，环列。束间形成层不明显。木质部黄色，均木化，木纤维较发达。

④ 髓部无石细胞。

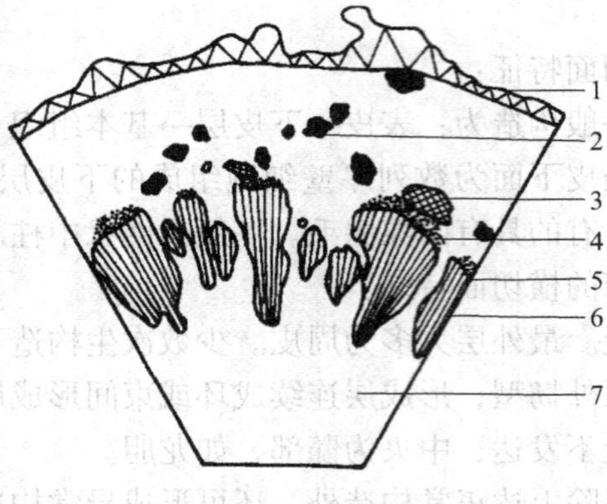

图6－4　味连横切面简图

1. 木栓层　2. 石细胞群　3. 纤维束　4. 韧皮部　5. 形成层　6. 木质部　7. 髓部

(3) 人参横切面特征

取人参根的永久切片进行观察，见图6－5。注意下列构造特征：

① 木栓层为数列细胞。

② 皮层窄。

③ 韧皮部有裂隙，有树脂道散在，内含黄色分泌物。

④ 形成层成环。

⑤ 木质部射线宽广，导管单个散在或数个相聚，断续排列成放射状，导管旁偶有非木化的纤维。

⑥ 薄壁细胞含草酸钙簇晶。

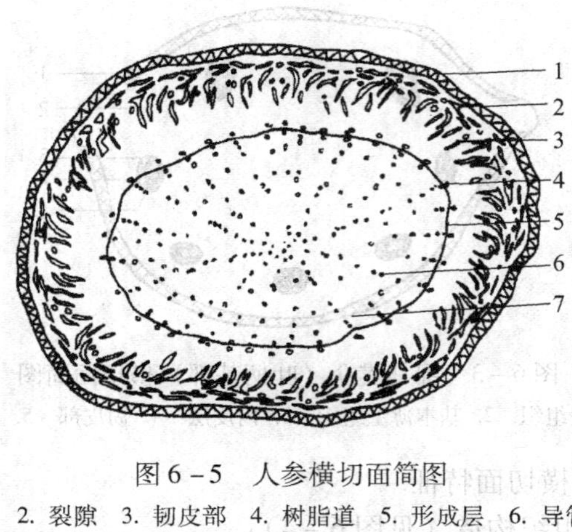

图6－5　人参横切面简图

1. 木栓层　2. 裂隙　3. 韧皮部　4. 树脂道　5. 形成层　6. 导管　7. 射线

2. 双子叶植物根及根茎类中药的粉末特征观察

主要观察石细胞、纤维、分泌组织、导管、结晶、木栓细胞、淀粉粒及菊糖等特征。

（1）甘草的粉末特征

取甘草粉末少许，用水合氯醛溶液制片观察，见图6-6，注意下列特征：

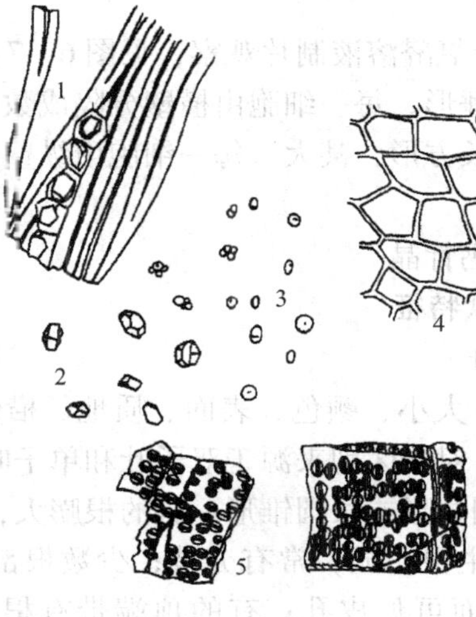

图6-6　甘草粉末显微特征

1. 晶纤维及纤维　2. 草酸钙方晶　3. 淀粉粒　4. 木栓细胞　5. 具缘纹孔导管

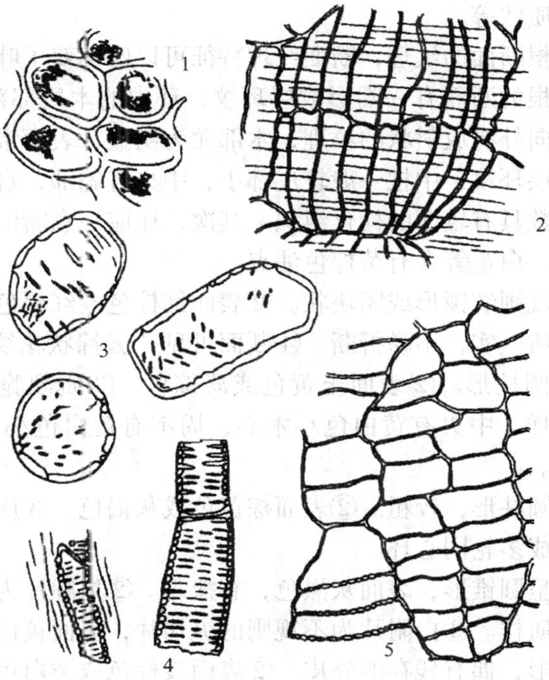

图6-7　龙胆粉末显微特征

1. 草酸钙针晶 2. 内皮层碎片　3. 石细胞　4. 导管　5. 外皮层碎片

① 晶纤维易察见，方晶大至30μm。纤维碎片众多，直径约至15μm，胞腔狭窄，无孔沟。

② 具缘纹孔导管，稀有网纹导管。

③ 木栓细胞呈多角形，红棕色。

④ 淀粉粒众多，多为单粒，呈卵圆形或椭圆形，长3～20μm，脐点点状。

（2）龙胆的粉末特征

取龙胆粉末少许，用水合氯醛溶液制片观察，见图6－7，注意下列特征：

① 外皮层细胞表面观纺锤形，每一细胞由横壁分隔成数个小细胞。

② 内皮层细胞表面观类长方形，甚大，每一细胞由纵壁分隔成数个小细胞。

③ 网纹及梯纹导管。

④ 薄壁细胞含细小草酸钙针晶。

3. 根及根茎类药材的性状特征

（1）根类中药材性状特征

主要应注意观察其形状、大小、颜色、表面、质地、横切面和折断面以及气味等；其中形状、表面和断面特征，对于区别来源于双子叶和单子叶植物的药材较为重要。

形状：根的形状一般为圆柱形或长圆锥形；有的根膨大，呈圆锥形或纺锤形，称为“块根”。双子叶植物根一般主根明显，常有分枝；少数根部细长，集生于根茎上，如威灵仙、龙胆等。有的根表面可见皮孔；有的顶端带有根茎或茎基，根茎俗称“芦头”，上有茎痕，如人参。

质地：根的质地常因品种而异，有的质重坚实，有的体轻松泡；折断时或有粉尘散落，或呈纤维性、角质状等。

断面：注意观察根断面的纹理，断面纹理特征可以区别双子叶植物根和单子叶植物根。通常双子叶植物根的断面有一圈形成层环纹，环内的木质部范围较环外的皮部大，中央无髓部，自中心向外有放射状的纹理，木部尤为明显；表面常有栓皮。单子叶植物根的断面有一圈内皮层环纹，中柱一般较皮部小，中央有髓部，自中心向外无放射状纹理；表面无栓皮，少数具有较薄的栓化组织。其次，还应注意断面的颜色、有无分泌物分布等特征，如当归、白芷等含有黄棕色油点。

何首乌　①呈不规则纺锤形或团块状。②表面红棕色或红褐色，两端可见根痕，露出纤维状维管束。③质坚实，不易折断。④断面可见“云锦状花纹”4～11个。

牛膝　①呈细长圆柱形。②表面土黄色或淡棕色。③质硬脆，易折断，受潮则较韧。④断面微呈角质样，中央有黄白色小木心，周围有黄白色小点（异常维管束）断续排列成数轮同心环。

川牛膝　①呈近圆柱形，较粗。②表面棕黄色或灰褐色。③质韧，不易折断。④断面有多数筋脉点排列成多轮同心环。

附子　①盐附子呈圆锥形，表面灰黑色，有盐霜。②黑顺片为不规则的纵切片，表面褐黑色，切开面角质样。③白附片为不规则的纵切片，表面黄白色，半透明。

白芍　①呈圆柱形，偶有残存的外皮。②表面浅棕色或类白色，全体光滑。③质坚实，不易折断。④断面类白色或微红色，角质样。

防己　①呈不规则的圆柱形，常弯曲如结节状，形如猪大肠。②表面淡灰黄色。③

质坚实而重。④断面富粉性，可见“车轮纹”。

甘草　①呈圆柱形。②其外皮松紧不等，红棕色、棕色或灰棕色。③质坚实而重。④断面纤维性，黄白色，有裂隙，可见菊花心。⑤味甜而特殊。

黄芪

膜荚黄芪：①呈长圆柱形；芦茎中央常有枯空，呈黑褐色的洞，习称“空头”。②表面灰褐色。③质坚实，不易折断，④断面纤维性而有粉性，皮部稍松，木部较紧结，菊花心明显，习称“皮松肉紧”。⑤嚼之有“豆腥”气。

蒙古黄芪：①呈长圆柱形。②表面灰黄色或黄白色。③质较柔软而韧。④断面纤维性，“菊花心”明显。⑤具豆腥香气，味甜而有较浓的生豆腥味。

人参

山参：①主根（参体）短粗，与根茎（芦头）等长或较短，多具2个支根（参腿），形似人体，上端有细而深的螺旋纹。②根茎细长，上部扭曲，茎痕（芦碗）密生，下部较光滑。③须根，有明显的疣状突起（珍珠疙瘩）。④全体淡黄白色。“芦长碗密枣核艼，紧皮细纹珍珠须。”

园参：①主根身长，上部有断续的粗横纹。②根茎上部有一面或两面生有芦碗，上生1至数条不定根。③支根2～6条，末端多分枝。④须根形似扫帚，短而脆，易折断，珍珠点小而极少。

红参：①表面半透明，红棕色，偶有不透明的暗褐色斑块，俗称“黄马褂”。②质硬而脆。③断面平坦，角质样，有光泽，显菊花纹。

三七　①主根呈类圆锥形或圆柱形。②表面灰褐色或灰黄色，有支根痕及瘤状突起。③体重，质坚实。④断面灰绿色、黄绿色或灰白色。⑤味苦回甜。

白芷

白芷：①呈圆锥形。②外皮灰褐色或棕褐色，有多数横长皮孔，但较杭白芷少，凸起较小。③质坚实。④断面粉性。⑤气芳香。

杭白芷：①呈圆锥形，有方棱，头大尾细。②皮孔横长多排列成4行（俗称“疙瘩丁”）。③断面白色或灰白色，粉性。皮部有棕黄色油点（分泌腔）。④形成层显棕色环，略方形。

当归　①略呈圆柱形，分“归头”“归身”“归尾”。②表面黄棕色至棕褐色。③质柔韧。④断面黄白色或淡黄棕色，有裂隙及多数棕色点状分泌腔。⑤有浓郁的香气。

柴胡

北柴胡：①呈圆柱形或长圆锥形，顶端残留3～15个茎基或短纤维状叶基，下部分枝。②表面黑褐色或浅棕色。③质硬而韧，不易折断。④断面显片状纤维性。

南柴胡：①根较细，圆锥形，顶端有多数细毛状枯叶纤维，下部多不分枝或稍分枝。②表面红棕色或黑棕色，近头部多具细密环纹。③质稍软，易折断。④断面不显纤维性。具败油气。

龙胆

龙胆：①根茎呈不规则块状；②表面灰棕色或深棕色，上端有茎痕、茎基，周围和下端丛生多数细长的根。③根圆柱形；上部有细密的横皱纹，下部有纵皱纹。④质脆，易吸潮变软。⑤断面木部有5～8个黄白色点状木质部束环列，髓明显。⑥味极苦。

坚龙胆：①根茎短，呈不规则结节状。②根表面黄棕色或红棕色；有细纵皱纹，无横皱纹。外皮易脱落。③质硬脆，易折断。④断面中央木部易与皮部分离。⑤味极苦。

紫草

软紫草：①呈长圆柱形，多扭曲。②表面紫红褐色，常十余层重叠。③体轻，质松软，易折断。④断面具同心环层。

内蒙紫草：①呈圆锥形，扭曲，有分枝。②表面紫红色或紫黑色。③质硬而脆，易折断。

丹参 ①根长圆柱形。②表面棕红色。③质硬而脆。④断面疏松，可见黄白色点状维管束。

黄芩 ①呈圆锥形，扭曲。②表面棕黄色或深黄色。③质硬而脆，易折断。④断面黄色，老根枯朽状或已成空洞者习称“枯芩”。新根中央坚实，习称“子芩”或“条芩”。

地黄

鲜生地黄：①呈纺锤形或条状；②表面浅红黄色；③肉质；④断面淡黄白色，可见橘红色油点。

生地黄：①多呈不规则的团块或长圆形。②表面灰黑色或灰棕色，极皱缩。③体重，质较软，不易折断。④断面灰黑色、棕黑色或乌黑色，有光泽，具黏性。

熟地黄：①不规则的块片、碎块。②表面乌黑色，有光泽。③质柔软而带韧性。④断面乌黑色，有光泽，极具黏性。

党参

党参：①呈长圆柱形。②表面黄棕色至灰棕色，根头部有多数疣状突起的茎痕及芽，每个茎痕的顶端呈凹下的圆点状，野生品的根头下有致密的横环纹，几达全长的1/2。③全体有纵皱纹及横长皮孔，支根断落处常有黑褐色胶状物。④断面有裂隙或放射状纹理。⑤有特殊香气，味微甜。

素花党参：①表面黄白色至灰黄色，根头下有致密的横环纹达全长的1/2以上。②断面裂隙较多。

川党参：①表面灰黄色至淡棕色，有明显不规则的纵沟。②断面裂隙较少。

木香 ①略呈圆柱形，枯骨状或为纵剖片。②表面有明显纵沟及侧根痕，有时可见细小网状纹理。③质坚实，难折断。④断面可见散在的褐色油点，老根中心常呈朽木状。⑤气强烈芳香。

巴戟天 ①呈扁圆柱形。②表面灰黄色，外皮多横向断裂而露出木部，形似连珠。③质坚韧。④折断面不平坦，皮部厚。

（2）根茎类中药性状鉴别

主要应注意观察根茎的种类、形状、大小、颜色、表面、质地、横切面和折断面以及气味等。

形状及表面特征：根茎的形状与其种类有关，常呈圆柱形、长圆形或不规则团块状、扁球形、圆锥形等。表面有节和节间，来源于单子叶植物的根茎类药材节和节间尤为明显；节上常有退化的鳞片状或膜质状小叶、叶柄基部残余物或叶痕，有时可见幼芽或芽痕；来源于蕨类植物的根茎类药材表面常有鳞片或密生棕黄色鳞毛。根茎上面或顶端常残存地上茎基或茎痕，侧面和下面常有细长的不定根或根痕。鳞茎常呈扁平皿状，节间极短。

双子叶植物根茎类中药表面常有栓皮，断面有放射状纹理，横切面中心有明显的髓部；单子叶植物根茎类中药断面可见有维管束小点散布，中心无明显的髓部。

狗脊

药材：①呈不规则的长块状。②表面密被金黄色茸毛。③上部有叶柄残基，下部丛生细根。

生狗脊片：①呈不规则长条形或圆形。②周边不整齐，偶有未去尽的金黄色茸毛残留，近边缘约2~4mm处有1条凸起的棕黄色木质部环纹或条纹。

熟狗脊片：呈黑棕色，木质部环纹明显。

绵马贯众　①呈倒圆锥形而稍弯曲。②外表黄棕色至黑褐色，可见叶柄残基、鳞片、须根。③叶柄残基呈扁圆柱形。④质硬。⑤断面（叶柄残基或根茎）可见黄白色分体中柱5~13个。

大黄　①呈类圆柱形、圆锥形或块片状。②表面黄棕色至红棕色，可见类白色网状纹理。③断面颗粒性。根茎髓部可见星点（异常维管束）；根无星点。④气清香。⑤嚼之黏牙，有砂粒感，唾液染成黄色。

黄连

味连：①多集聚成簇，常弯曲，形如鸡爪。②表面灰黄色或黄褐色，有"过桥"，可见须根、鳞片、叶柄残基。③质硬。④断面不整齐，木部鲜黄色或橙黄色。⑤髓部有时中空。⑥味极苦。

雅连：①多为单枝。②"过桥"较长。

云连：①弯曲呈钩状，形如"蝎尾"。②少有"过桥"。

延胡索　①呈不规则的扁球形。②表面黄色或黄褐色，可见网状皱纹、茎痕。③质硬而脆。④断面黄色，角质样，有蜡样光泽。

川芎　①呈不规则结节状拳形团块。②表面黄褐色，可见隆起的轮节、茎痕和瘤状根痕。③质坚实，不易折断。④断面黄白色或灰黄色，散有黄棕色的小油点（油室）。⑤气浓香，稍有麻舌感。

白术　①呈拳状团块。②表面有瘤状突起和断续的纵皱和沟纹，并有须根痕。③质坚硬，不易折断。④烘术断面角质样，色较深，有裂隙。⑤生晒术断面淡黄白色至淡棕色，略有菊花纹及分散的棕黄色油点。⑥气清香。

苍术

茅苍术：①呈不规则连珠状或结节状圆柱形。②表面灰棕色，有皱纹、横曲纹及残留的须根，顶端具茎痕及残留的茎基。③断面散有多数橙黄色或棕红色油点，习称"朱砂点"，暴露稍久，可析出白毛状结晶，习称"起霜"。④香气特异。

北苍术：①呈疙瘩块状或结节状圆柱形。②表面棕黑色。③断面散有黄棕色油点，无白毛状结晶析出。④香气较淡。

四、作业

1. 绘制人参、黄连根茎的横切面简图。
2. 绘制甘草、龙胆粉末的显微特征图。
3. 描述双子叶根及根茎类药材的主要性状特征。

五、思考题

1. 简述双子叶植物根与根茎的性状特征区别。
2. 简述双子叶植物根与根茎的显微特征区别。
3. 简述蕨类植物的显微特征。

实验二　根及根茎类中药的鉴定（二）

一、实验目的

1. 掌握单子叶植物根及根茎类药材的显微鉴别方法。
2. 掌握单子叶植物根及根茎类药材的性状特征。

二、实验仪器、试剂及材料

1. 实验仪器

显微镜。

2. 试剂

水合氯醛试液、蒸馏水。

3. 实验材料

麦冬、天麻、石菖蒲永久切片；山药粉末；麦冬、郁金、川贝母、浙贝母、山药、半夏、石菖蒲、莪术、天麻等药材及饮片标本。

三、实验内容

1. 单子叶植物根及根茎类中药的横切面特征

根类中药：一般均具初生构造。最外层通常为表皮，表皮细胞1列；少数根的表皮细胞切线分裂为多层细胞，形成根被，如百部、麦冬等。皮层发达，占根的大部分，内皮层及其凯氏带（点）通常明显。中柱鞘多数为1～2列薄壁细胞。维管束为辐射型，韧皮部与木质部相间排列，呈辐射状，无形成层。原生木质部数目一般较多，通常8～30余个，称为多原型。中心常有明显的髓。

根茎类中药：一般均具初生构造。外表通常为表皮，表皮细胞1列；少数根茎皮层外部细胞木栓化，形成后生皮层。皮层明显，常有叶迹维管束散在；内皮层大多明显。中柱薄壁组织中散布多数维管束（散生中柱），维管束大多为有限外韧型，少有周木型等，如石菖蒲等。中心无明显的髓部。

（1）麦冬的横切面特征

取麦冬块根的横切片进行观察（见图6－8），注意下列特征：

① 表皮为1列长方形薄壁细胞，其下有根被细胞3～5列，壁木化。

② 皮层宽广，有含针晶束的黏液细胞散在，内皮层细胞壁均匀增厚，木化，有通道细胞；内皮层外侧为1列石细胞，其内壁及侧壁均增厚，纹孔细密。

③ 中柱甚小，中柱鞘为1～2列薄壁细胞。

④ 辐射型维管束，韧皮部束16～22个，位于2木质部束的弧角处；木质部束成环状。

⑤ 髓部薄壁细胞类圆形。

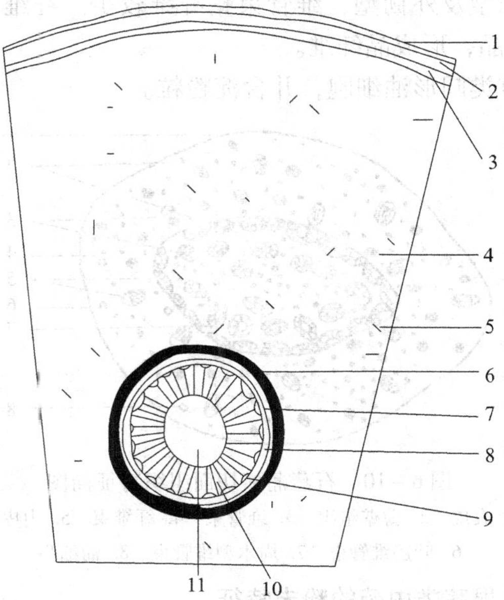

图6－8　麦冬横切面组织特征简图

1. 表皮　2. 根被　3. 外皮层　4. 皮层　5. 草酸钙针晶　6. 石细胞层　7. 内皮层　8. 中柱鞘　9. 韧皮部　10. 木质部　11. 髓

(2) 天麻的横切面特征

取天麻块茎的横切片进行观察（见图6－9）注意下列特征：

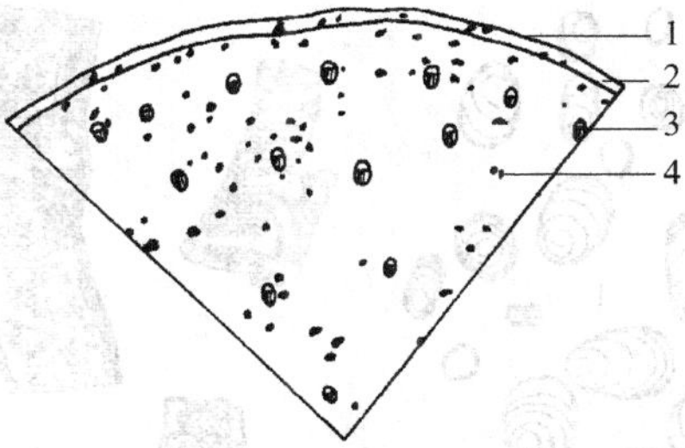

图6－9　天麻横切面组织特征简图

1. 表皮　2. 皮层　3. 维管束　4. 草酸钙针晶

① 最外层为残留的表皮组织，浅棕色。

② 皮层细胞切向延长，靠外侧的1至数列细胞的壁稍增厚，有稀疏壁孔。

③ 中柱维管束外韧型，散在，每束有导管2至数个。

④ 薄壁细胞含有多糖类块状物；有的薄壁细胞内含草酸钙针晶束。

(3) 石菖蒲的横切面特征

取石菖蒲根茎的横切片进行观察（见图6－10）注意下列特征：

① 表皮细胞类方形，外壁增厚，有的含红棕色物。

② 皮层宽广，散有纤维束、叶迹维管束和根迹维管束；叶迹维管束外韧型，维管

束鞘纤维成环，木化；内皮层明显。

③ 中柱维管束周木型及外韧型，维管束鞘纤维较少。纤维束及维管束鞘纤维周围薄壁细胞中含草酸钙方晶，形成晶纤维。

④ 薄壁组织中散有类圆形油细胞；并含淀粉粒。

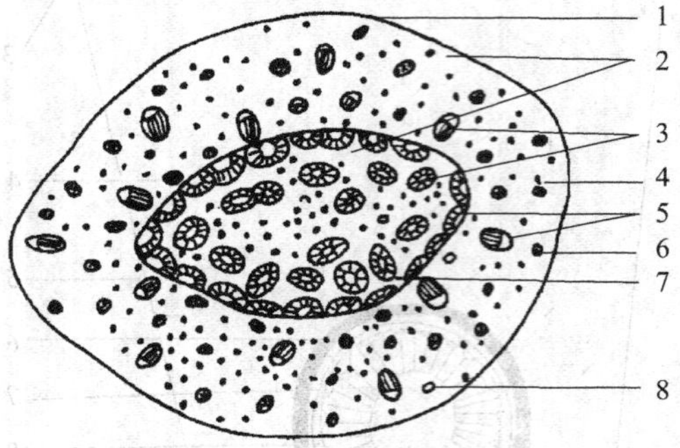

图 6－10　石菖蒲横切面组织特征简图

1. 表皮　2. 薄壁组织　3. 维管束　4. 纤维束　5. 内皮层
6. 叶迹维管束　7. 周木型维管束　8. 油细胞

2. 单子叶植物根及根茎类中药的粉末特征

根类中药：常可见内皮层细胞和根被细胞。

根茎类中药：较易察见环纹导管和草酸钙针晶。

山药的粉末特征：

取山药粉末少许，分别用水装片和水合氯醛溶液制片观察（见图 6－11），注意下列特征：

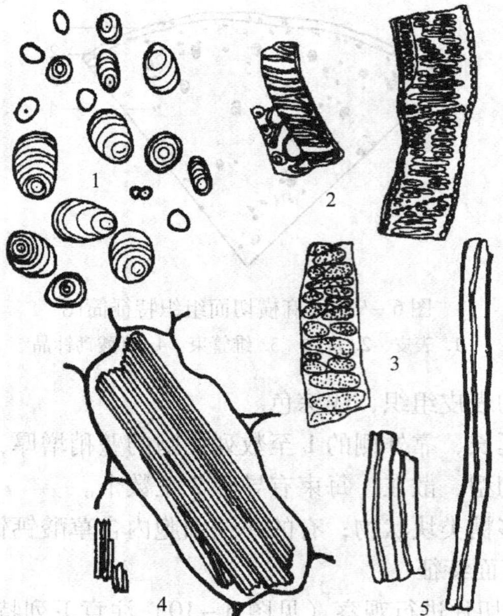

图 6－11　山药粉末显微特征

1. 淀粉粒　2. 导管　3. 筛管　4. 草酸钙针晶　5. 纤维

① 淀粉粒众多，主要为单粒，呈椭圆形、卵形或类圆形，脐点位于较小端，点状、飞鸟状，层纹明显。

② 黏液细胞中有草酸钙针晶束。

③ 导管为具缘纹孔及网纹导管，也有螺纹及环纹导管。

3. 单子叶植物根及根茎类中药的性状特征

麦冬 ①呈纺锤形，两端略尖；②表面黄白色或淡黄色，半透明，具细纵纹；③质柔韧；④断面黄白色，中央有细小木心（中柱）；⑤气微，味甘、微苦，嚼之发黏。

川贝母

松贝：①呈圆锥形或近心脏形，先端钝圆或稍尖；②表面类白色，外层鳞叶2瓣，大小悬殊，大瓣紧抱小瓣，未抱部分呈新月形，习称“怀中抱月”，顶部闭合；③底部平；④质硬而脆，断面白色，富粉性。

青贝：①呈扁球形或圆锥形；②外表白色，外层两瓣鳞叶形态大小相近，相对抱合，顶端多开口。

浙贝母

珠贝：①呈扁球形；②表面类白色，外层鳞叶2枚，较大而肥厚，互相对合；③断面白色，富粉性。

大贝：①为鳞茎外层单瓣肥厚的鳞叶，一面凹入，一面凸出，呈新月状；②表面类白色至淡黄白色，被白色粉末。

山药

毛山药：①略呈圆柱形或稍扁；②表面黄白色或棕黄色，有斑点或须根痕、纵沟及纵皱纹，两头不整齐；③断面白色，颗粒状，粉性。

光山药：①呈圆柱形，两端齐平；②粗细均匀，全体洁白，光滑圆润，粉性足。

半夏 ①呈类球形；②表面白色或浅黄色，顶端有凹陷的茎痕，周围密布麻点状根痕；下面钝圆，较光滑；③断面洁白，富粉性；④无臭，味辛辣，麻舌而刺喉。

石菖蒲 ①呈扁圆柱形，多弯曲，常有分枝；②表面棕褐色，粗细不匀，节环疏密不均；③质硬，断面纤维性，可见内皮层环纹及棕色的油点；④气芳香。

莪术

蓬莪术：①呈圆锥形或卵圆形；②表面灰黄色至灰棕色，有明显的环节；③体重，质坚实；④断面灰褐色，蜡样，常附有灰色粉末，皮层与中柱易分离，内皮层环纹棕褐色。

温莪术：断面黄棕色至棕褐色，附有淡黄色至黄棕色粉末。

广西莪术：断面黄棕色至棕色，附有淡黄色粉末，内皮层环纹黄白色。

天麻 ①呈扁长椭圆形，稍弯曲；②一端有红棕色干枯芽苞，习称“鹦哥嘴”或“红小辫”，或为残留茎基，另一端有自母麻脱落后的圆脐形疤痕；③表面黄白色或淡黄棕色，有多个点状痕点组成的环节，具纵皱纹；④质坚实，半透明，不易折断；断面较平坦，角质样。

四、作业

1. 绘制麦冬块根的横切面简图。
2. 绘制石菖蒲的横切面简图。
3. 绘制山药粉末的显微特征图。

4. 描述单子叶根及根茎类中药的主要性状特征。

五、思考题

1. 简述单子叶植物根与根茎类中药的性状特征。
2. 简述单子叶植物根与根茎类中药的显微特征。

实验三　微量升华、荧光及显微化学反应

一、实验目的

掌握微量升华、荧光及显微化学反应的操作过程。

二、实验仪器、试剂及材料

1. 实验仪器

显微镜、微量升华器、紫外灯。

2. 试剂

氢氧化钠、乙醇、硝酸、苏丹Ⅲ试液、浓盐酸、间苯三酚试液、氯化锌－碘试液。

3. 实验材料

大黄、黄连、甘草药材粉末；黄连、秦皮、大青叶、夹竹桃叶、麦冬药材。

三、实验内容

1. 微量升华

取大黄粉末少量，进行微量升华，可见黄色针状结晶、树枝状结晶，高温则得羽毛状结晶（见图6－12），继续加碱液，结晶溶解并显红色。

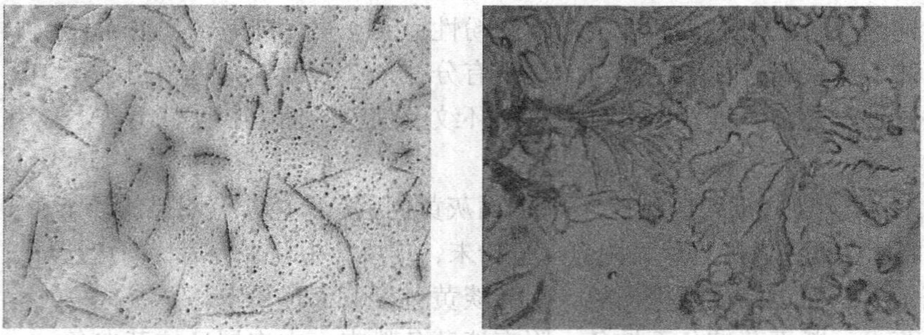

1　　2

图6－12　大黄微量升华

1. 针状结晶　2. 羽毛状结晶

2. 荧光检查

（1）大黄

取大黄粉末的稀乙醇浸出液，滴于滤纸上，再滴加稀乙醇扩散后呈淡棕色环，置紫外光灯（365nm）下观察，显棕色荧光，不得显持久的亮蓝紫色荧光（检查土大黄苷）。

（2）黄连

取黄连根茎折断面置紫外灯（365nm）下观察，显金黄色荧光，木质部尤为明显。

（3）秦皮

取秦皮少许浸入水或乙醇中，浸出液在日光和紫外灯（365nm）下可见碧蓝色荧光。

（4）大青叶

取大青叶粉末少许浸入水中，浸出液在紫外灯（365nm）下可见蓝色荧光。

3. 显微化学反应

（1）化学成分

取黄连粉末置载玻片上，加乙醇1~2滴搅拌均匀，再滴加30%硝酸1滴，加盖玻片，放置片刻，镜检，有黄色针状或针簇状结晶析出（见图6-13），加热，结晶显红色并消失。

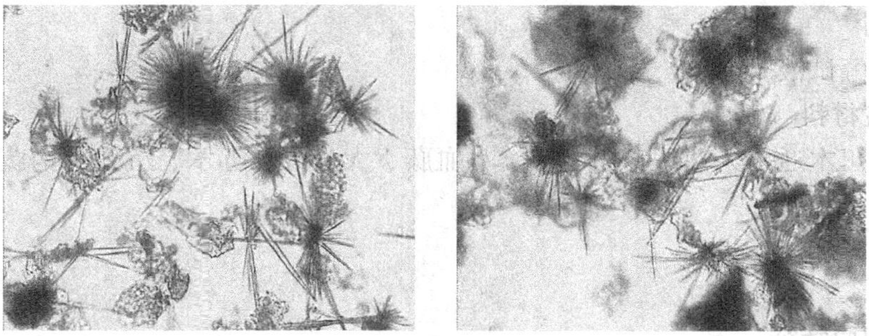

图6-13　针簇状结晶

（2）组织部位

① 木栓化细胞壁：取寸草粉末少量，置载玻片上，加苏丹Ⅲ试液1滴，加盖玻片镜检，木栓化细胞壁显橘红色、红色或紫红色。

② 角质化细胞壁：取夹竹桃叶徒手切取横切片，置载玻片上，加苏丹Ⅲ试液1滴，加盖玻片镜检，夹竹桃叶表皮细胞外层角质化细胞壁显红色。

③ 木质化细胞壁：取甘草粉末少许，置载玻片上，加间苯三酚试液和浓盐酸各1滴，装片，镜检，可见木质化细胞壁（包括木化纤维、导管及木化的薄壁细胞）染成樱红色或紫红色。

④ 纤维素细胞壁：取新鲜麦冬块根徒手切取薄片，置载玻片上，加氯化锌-碘试液1~2滴，稍加热，加盖玻片镜检，可见纤维素细胞壁染成蓝紫色。

四、作业

1. 记录大黄粉末的微量升华结果。
2. 记录大黄、黄连、秦皮及大青叶粉末的荧光检查结果。
3. 记录黄连、夹竹桃叶、甘草及麦冬粉末的显微化学反应结果。

五、思考题

1. 微量升华的定义是什么？哪些药材可进行微量升华？

2. 黄连显微化学反应的原理是什么？

实验四　茎木类中药的鉴定

一、实验目的

1. 掌握茎木类中药的显微鉴别方法。
2. 掌握茎木类中药的性状特征。

二、实验仪器、试剂及材料

1. 实验仪器

显微镜。

2. 试剂

水合氯醛试液。

3. 实验材料

沉香、川木通永久切片；川木通、鸡血藤、大血藤、苏木、沉香、钩藤等药材及饮片标本。

三、实验内容

1. 横切面特征

（1）茎类中药

以茎入药的大部分为双子叶木本植物或草质藤本，应注意以下几部分的特征：

① 表皮或周皮：木质藤本茎最外方为周皮，有的具明显的落皮层，应注意木栓细胞的形状、层数、增厚情况等，幼茎和草质茎常可见到表皮，应注意角质层的厚度、毛茸和气孔。

② 皮层：注意其存在与否及在横切面所占比例，木栓形成层如发生在皮层以内，则皮层就不存在，而由栓内层（次生皮层）所代替；木栓形成层如发生在皮层，则皮层部分存在，其外方常有厚角组织、厚壁组织，如纤维、石细胞、分泌组织和细胞内含物。

③ 中柱部分：注意维管束类型、大小、数目、排列等。

④ 髓部：大多由薄壁细胞构成。草质茎髓部较发达，木质茎髓部较小。

（2）木类中药

应分别制作横切面、径向纵切面、切向纵切面等3个方向的切面，观察其特征。

木通的横切面特征：

镜检木通藤茎横切面组织切片（见图6－14），注意观察下列特征：

① 木栓细胞数列，常含有褐色内容物，栓内层细胞含草酸钙小棱晶，含晶细胞壁不规则加厚，弱木化。

② 皮层细胞6～10列，有的也含数个小棱晶。

③ 中柱鞘有含晶纤维束与含晶石细胞群交替排列成连续的浅波浪形环带。

④ 维管束16～26个。

⑤ 髓部细胞明显。

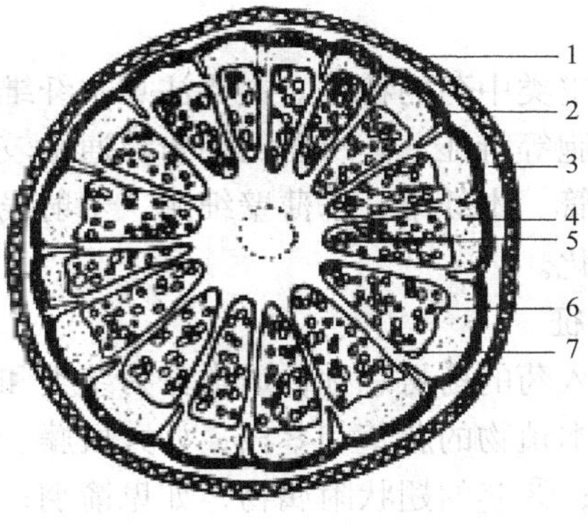

图6－14　木通横切面简图

1. 木栓层　2. 含晶石细胞群与纤维群　3. 皮层　4. 韧皮部　5. 髓　6. 木质部　7. 射线

沉香的切面特征：

取白木香三向切面的切片，在显微镜下进行观察（见图6－15）。

① 横切面：木射线宽1～2列细胞，呈径向延长，壁非木化或微木化，含棕色树脂状物质；导管呈圆形或多角形，2～10个成群，偶有单个散在，有的含棕色树脂状物质；木纤维多角形，壁稍厚，木化。木薄壁细胞壁薄，非木化，大多十数个成群，内含棕色树脂状物质或含草酸钙柱晶。内函韧皮部薄壁组织常呈长椭圆状或条带状，细胞壁薄，非木化，内含树脂状物及丝状物（菌丝）。

② 切向纵切面：射线梭形，宽1～2列细胞，高4～20个细胞。导管为具缘纹孔，长短不一，多为短节状，两端平截，导管内含黄棕色树脂块。内函韧皮部薄壁细胞长方形。

③ 径向纵切面：木射线排列成横向带状，高约4～20层细胞，细胞为方形或长方形。余同切向纵切面。

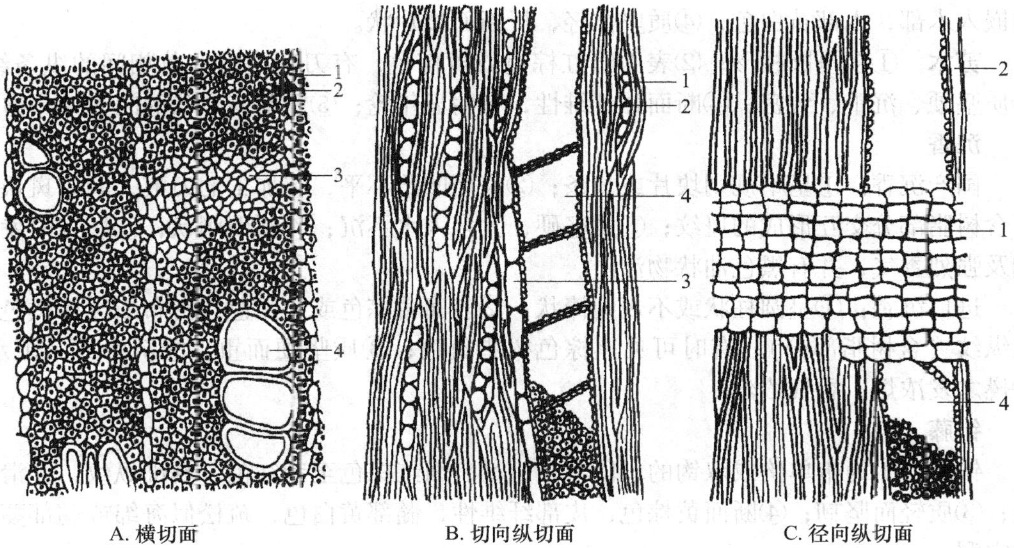

图6－15　沉香三切面详图

1. 射线　2. 木纤维　3. 内涵韧皮部薄壁细胞　4. 导管

2. 粉末特征

茎类中药：兼有木类和皮类中药的特点。主要注意木纤维、导管、木薄壁细胞、石细胞、草酸钙晶体、木栓细胞等特征，其所含的淀粉粒通常较小。

木类中药：主要注意导管、木纤维、木薄壁细跑、木射线细胞等特征。木类中药的粉末中细胞组织通常全部木化。

3. 茎木类中药的性状特征

茎木类中药是以植物茎入药的药材总称，通常分为茎类和木类两部分。

茎类中药：包括：①木本植物的藤茎和茎枝，如大血藤、鸡血藤、桂枝、桑枝、桑寄生等；②茎刺，如皂角刺；③茎的翅状附属物，如鬼箭羽；④草本植物藤茎，如首乌藤；⑤茎的髓部，如通草、小通草、灯心草等。

木质藤本和茎枝，多呈圆柱形或扁圆柱形，大小不一。多为黄棕色，少数具特殊颜色。表面粗糙。质地坚实，断面纤维性或裂片状，横切面木质部占大部分，具放射状花纹和年轮，有的导管小孔明显可见；有的可见特殊的环纹，如鸡血藤。气味常可帮助鉴别。

草质藤本较细长，圆柱形，少数呈类方柱形。表面多呈枯绿色；节和节间、枝痕、叶痕均较明显。质脆，易折断，断面髓部类白色，疏松，有的呈空洞状。

木类中药：指采自木本植物茎形成层以内的木质部部分入药的药材，通称木材。

木类中药多数呈不规则的块状、厚片状或长条状。表面颜色特异，有些木类中药表面具有棕褐色树脂状条纹或斑块。质地和气味可帮助鉴别，多数木类中药质重，如沉香、降香。

川木通 ①表面有纵向棱线；②断面纤维性强；③小孔直径小；④髓圆形。

鸡血藤 ①呈扁圆柱形；②表面灰棕色，有近平行的纵沟；③断面可见髓小，偏向一侧，皮部内侧有树脂状分泌物，红褐色或黑棕色。

大血藤 ①呈圆柱形；②表面粗糙；③横断面平整，皮部呈红棕色环状，有六处向内嵌入木部，木部黄白色；④质坚体轻，折断面裂片状。

苏木 ①多呈圆柱形；②表面暗红棕色或黄棕色，有刀削痕和红黄相间的纵条纹；③质坚硬、沉重、致密；④断面强纤维性，有明显年轮；⑤髓部有点状的闪光结晶物。

沉香

国产沉香：①呈不规则块片或长条；②表面凹凸不平，有加工的刀痕，间有斑块或不含树脂部分交互形成的斑纹；③质坚硬，大多入水不沉；④断面刺状；⑤燃烧时发浓烟及强烈香气，并有黑色油状物渗出。

进口沉香：①呈圆柱状或不规则棒状；②表面黄棕色或灰黑色，密布断续棕黑色的细纵纹（含树脂部分），有时可见黑棕色树脂斑痕；③质坚硬而重，能沉水或半沉水；④燃之发浓烟，香气浓烈。

钩藤

钩藤：①为带单钩或双钩的小段茎枝；②表面红棕色至紫红色，具细纵纹，光滑无毛；③质轻而坚韧；④断面黄棕色，皮部纤维性，髓部黄白色，疏松似海绵或髓部萎缩成空洞。

无柄果钩藤：①茎枝呈方柱形；②表面黄绿色或黄棕色；③断面髓部黄白色，断面略呈长方椭圆形。

大叶钩藤：①茎枝方柱形，四面均有纵沟；②表面被褐色柔毛；③断面椭圆形；④质坚韧，茎断面髓部常中空。

华钩藤：①茎枝呈方柱形，四面微有纵沟；②表面被疏毛；③断面髓部淡黄白色。

毛钩藤：①茎枝呈方柱形或近圆柱形；②表面灰棕色，被长粗毛；③断面髓部淡棕色。

四、作业

1. 绘制木通药材横切面简图。
2. 绘制沉香三切面详图。
3. 描述茎木类药材的三要性状特征。

五、思考题

简述木类中药材三切面的组织构造特征？

实验五　皮类中药的鉴定

一、实验目的

1. 掌握皮类中药的显微鉴别方法。
2. 掌握皮类中药的性状特征。

二、实验仪器、试剂及材料

1. 实验仪器

显微镜。

2. 试剂

水合氯醛试液。

3. 实验材料

厚朴、黄柏永久切片；关黄柏、厚朴药材粉末；杜仲、牡丹皮、厚朴、肉桂、黄柏等药材及饮片标本。

三、实验内容

1. 皮类中药的横切面特征

一般可分为周皮、皮层、韧皮部3部分。首先观察各部分组织的界限和比例，然后再进行详细的观察和描述。

周皮：包括木栓层、木栓形成层和栓内层3部分。

皮层：细胞大多是薄壁性的，略切向延长，皮层中常可见到纤维、石细胞和各种分泌组织，如油细胞、乳管、黏液细胞等，常见的细胞内含物为淀粉粒和草酸钙结晶。

韧皮部：包括韧皮部束和射线两部分。

（1）黄柏横切面特征

观察黄柏横切面组织切片（见图6－16），注意观察下列特征：

① 木栓层由长方形细胞组成，内含棕色物质。

② 皮层散有纤维群及石细胞群，石细胞大多分枝状，壁极厚，层纹明显。

③ 韧皮部占树皮的极大部分，外侧有少数石细胞，纤维束切向排列呈断续的层带，纤维束周围薄壁细胞中常含草酸钙方晶。

④ 射线常弯曲，宽 2～4 列细胞。

⑤ 薄壁细胞中含有细小的淀粉粒，黏液细胞随处可见。

关黄柏与黄柏的区别：木栓细胞方形，皮层较宽广。石细胞较少，射线较平直，硬韧部不甚发达。

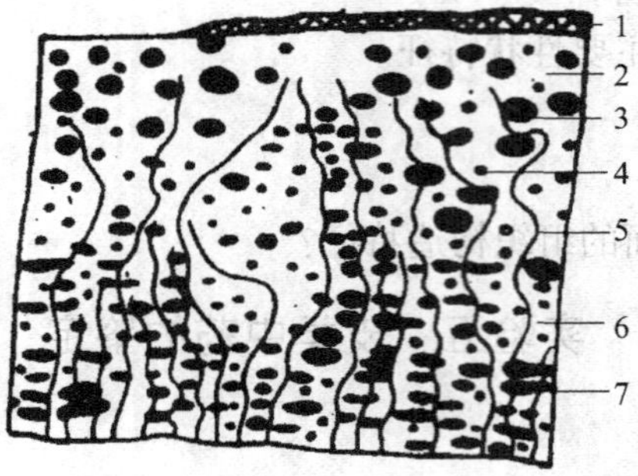

图 6－16　黄柏横切面简图

1. 木栓层　2. 皮层　3. 石细胞　4. 黏液　5. 韧皮射线　6. 韧皮部　7. 纤维束

（2）厚朴横切面特征

取厚朴干皮的横切片，在显微镜下进行观察（见图 6－17），注意观察下列特征：

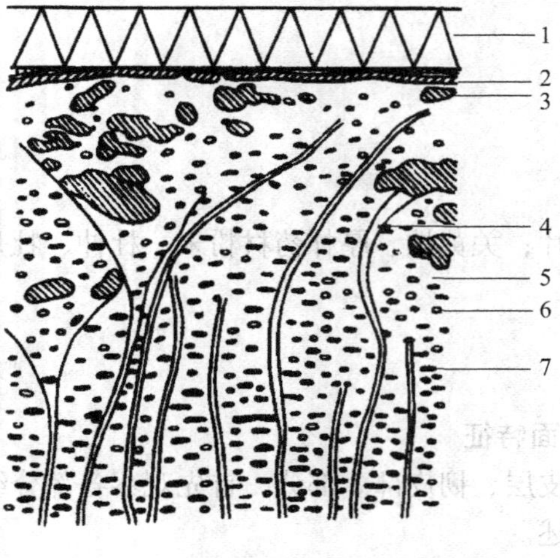

图 6－17　厚朴横切面组织特征简图

1. 木栓层　2. 栓内层（石细胞层）　3. 石细胞　4. 射线　5. 韧皮部　6. 油细胞　7. 纤维束

① 木栓层细胞多列；木栓形成层细胞含黄棕色物质；栓内层为石细胞环层。

② 皮层较宽厚，散有多数石细胞群，多呈分枝状，纤维束稀有存在；靠内层有切向延长的椭圆形油细胞散在，壁稍厚。

③ 韧皮部占极大部分，射线宽 1～3 列细胞，向外渐宽，纤维束众多，壁极厚，油细胞颇多，单个散在或 2～5 个相连。

④ 薄壁细胞含淀粉粒，多已糊化，另含少数草酸钙方晶。

2. 粉末特征

主要注意木栓细胞、韧皮纤维（常形成晶纤维和嵌晶纤维）、石细胞、分泌组织、草酸钙晶体、淀粉粒等特征。

（1）关黄柏粉末特征

取关黄柏粉末少许，加水合氯醛试液制片观察（见图6－18），注意下列特征：

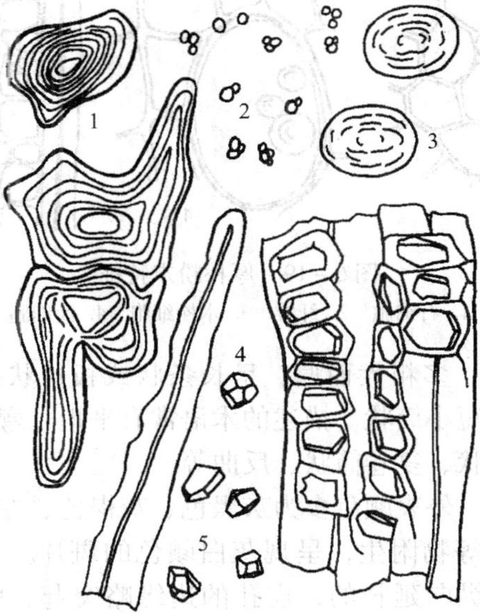

图6－18　关黄柏粉末特征

1. 石细胞　2. 淀粉粒　3. 黏液细胞　4. 纤维及晶纤维　5. 草酸钙方晶

① 石细胞众多，长圆形、纺锤形或长条形、不规则分枝状，壁厚，层纹明显。

② 纤维常成束，周围细胞含草酸钙方晶，形成晶纤维。

③ 淀粉粒呈球形。

④ 黏液细胞多见，呈类球形。

（2）厚朴粉末特征

取厚朴粉末少许，用水合氯醛溶液制片观察（见图6－19），注意下列特征：

① 石细胞众多，呈长圆形、类方形，不规则分枝者较大，分枝短而钝圆或长而锐尖，有时可见层纹。

② 纤维壁甚厚，平直，木化。

③ 油细胞呈圆形或椭圆形，含黄棕色油状物，细胞壁木化。

④ 木栓细胞呈多角形，壁薄微弯曲。

3. 性状特征

注意观察皮类药材的形状、内表面、外表面、质地、断面、气味特征；其中表面和断面特征、气味等，对于区别药材较为重要。

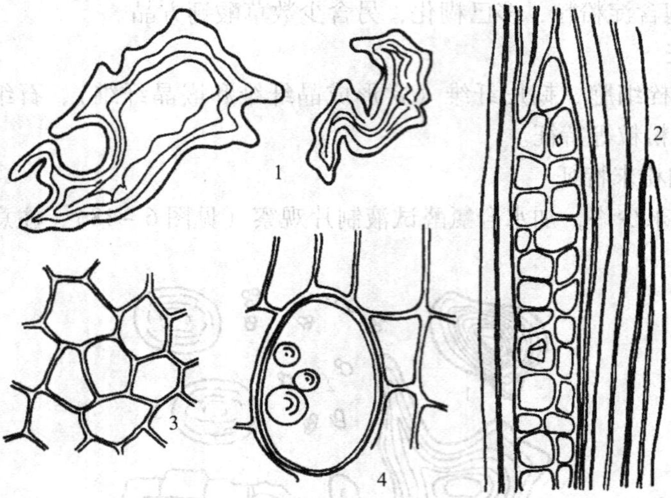

图6－19　厚朴粉末特征

1. 石细胞　2. 纤维　3. 木栓细胞　4. 油细胞

形状：老树上剥的皮，多粗大而厚，呈长条状或板片状；枝皮则呈细条状或卷筒状；根皮多数呈短片状或短小筒状。描述的术语常有平坦、弯曲、槽状或半管状、管状或筒状、单卷状、双卷筒状、复卷筒状、反曲等。

外表面：一般较粗糙。外表颜色多为灰黑色、灰褐色、棕褐色或棕黄色等，有的药材外表面常有地衣、苔藓等物附生，呈现灰白颜色的斑片。多数皮类中药尚可见到皮孔，通常是横向的，也有纵向延长的，皮孔的边缘略突起，中央略向下凹，皮孔的形状、颜色、分布的密度常是鉴别皮类中药的特征之一。

内表面：一般较外表面平滑或具粗细不等的纵向皱纹，有些含油的皮类中药，内表面经刻划，出现油痕，如肉桂、厚朴等。

折断面：描述折断面性状的术语主要有平坦、颗粒状、纤维状、层状等。

（1）杜仲

①呈扁平的板片状；②外表面淡灰棕色或灰褐色，未刮去粗皮者有不规则纵裂纹，并有斜方形皮孔；③内表面红紫色，光滑；④质脆，易折断，断面有细密银白色富弹性的胶丝相连，一般可拉至1cm以上才断；⑤嚼之有胶状感。

（2）牡丹皮

①呈筒状或半圆筒状；②外表面灰褐色或黄褐色；刮丹皮外表面淡灰黄色、粉红色或淡红棕色；③内表面有白色结晶（系针状、片状或柱状牡丹酚结晶）；④断面较平坦，粉性；⑤有特殊香气，有麻舌感。

（3）厚朴

干皮：①呈卷筒状或双卷筒状，习称“筒朴”；近根部的干皮一端展开如喇叭口，习称“靴筒朴”；②外表面灰棕色或灰褐色，粗糙；③内表面较平滑，紫棕色或深紫褐色，划之显油性；④质坚硬，油润，不易折断；⑤断面外部颗粒性；内部纤维性，富油性，可见多数发亮的细小结晶（厚朴酚结晶）；⑥气香、味辛辣。

根皮（根朴）：弯曲似“鸡肠”，习称“鸡肠朴”。

枝皮（枝朴）：①皮薄呈单筒状；②质脆；③断面纤维性。

（4）肉桂

①呈槽状或卷筒状；②外表面灰棕色，有地衣斑；③内表面红棕色，较平滑，用指甲刻划可见油痕；④质硬而脆，易折断；⑤断面不平坦，外侧粗糙，内侧油润，交界处有1条黄棕色的线纹（石细胞环带）；⑥有浓烈的特殊香气，味辛辣。

（5）黄柏

①呈板片状或浅槽状；②外表面黄棕色或黄褐色；③内表面暗黄色或棕黄色，具纵棱纹；④体轻，质较硬；⑤断面深黄色，纤维性裂片状分层；⑥口尝黏液性，可使唾液染成黄色。

黄柏：厚（3～7mm）；栓皮薄，无弹性，色偏黄。

关黄柏：厚（2～4mm）；栓皮厚，有弹性，色偏绿。

四、作业

1. 绘制厚朴药材横切面简图。
2. 绘制厚朴、黄柏粉末的显微特征图。
3. 描述皮类药材的主要性状特征。

五、思考题

简述皮类中药横切面的组织构造特征。

实验六　叶类中药的鉴定

一、实验目的

1. 掌握叶类中药的显微鉴别方法。
2. 掌握叶类中药的性状特征。
3. 掌握显微常数的测定方法。

二、实验仪器、试剂及材料

1. 实验仪器

显微镜。

2. 试剂

水合氯醛试液。

3. 实验材料

番泻叶永久切片；番泻叶药材粉末；蓼大青叶、番泻叶、大青叶等叶类药材及饮片标本。

三、实验内容

1. 叶类中药的横切面特征

可分为表皮、叶肉和叶脉3部分。

表皮：表皮分为上表皮和下表皮，通常为1层扁平的细胞。表皮细胞的外壁常有角质层、蜡被或毛茸。

叶肉：含有叶绿体的薄壁组织，位于上下表皮之间，常分栅栏组织和海绵组织两部分。

叶脉：叶片中的维管束，主脉最发达，常向叶片下方突出，其构造和茎的维管束基本相同。

番泻叶横切面特征

镜检番泻叶的横切面组织切片（见图6－20），注意观察下列特征：

① 表皮细胞1列，部分细胞内含黏液质，上、下表面均有气孔，下表面非腺毛较多。

② 叶肉组织等面型，上表面的栅栏组织通过主脉，海绵组织细胞中常含草酸钙簇晶。

③ 主脉维管束外韧型，上、下两侧均有纤维束，纤维外方薄壁细胞含草酸钙方晶，形成晶鞘纤维。

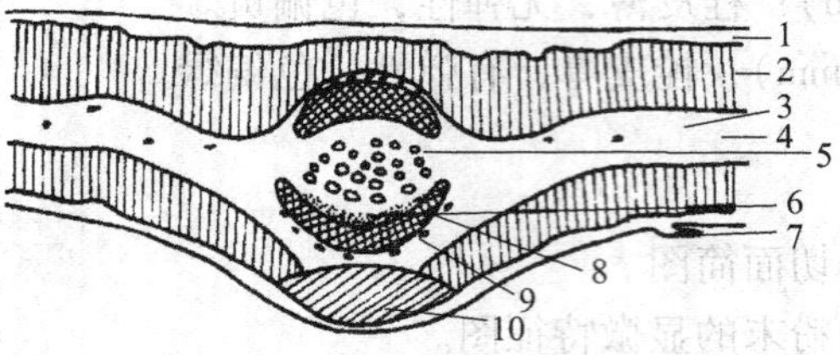

图6－20　番泻叶横切面组织特征简图

1. 上表皮　2. 栅栏组织　3. 草酸钙簇晶　4. 海绵组织　5. 导管　6. 韧皮部　7. 非腺毛　8. 中柱鞘纤维　9. 草酸钙棱晶　10. 厚角组织

2. 叶类中药的粉末特征

根据叶的种类，叶类中药粉末在显微镜下常可见碎断的毛茸、纤维、分泌组织、厚角组织、导管等。鉴别叶类中药时，应以毛茸、气孔、表皮细胞为重点。

番泻叶的粉末特征

取番泻叶粉末少许，用水合氯醛溶液制片观察（见图6－21），注意下列特征：

① 表皮细胞呈多角形，垂周壁平直。

② 气孔主为平轴式，副卫细胞大多为2个，少有3个。

③ 非腺毛单细胞，壁厚，具疣状突起，木化，基部稍弯曲。

④ 晶纤维多，草酸钙方晶边长12～15μm。

⑤ 薄壁细胞含草酸钙簇晶。

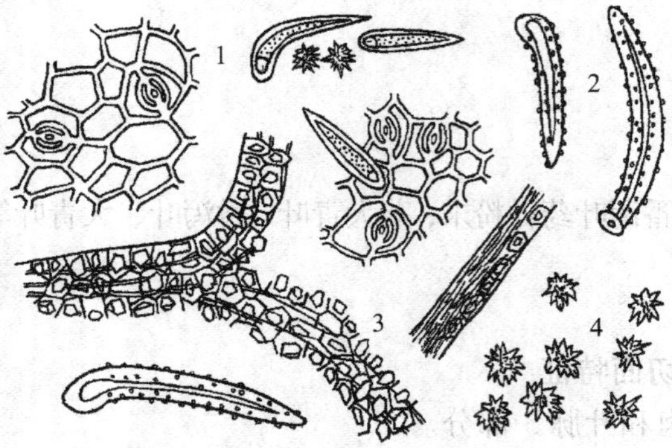

图6－21　番泻叶粉末特征

1. 表皮细胞及平轴式气孔　2. 非腺毛　3. 晶鞘纤维　4. 草酸钙簇晶

3. 栅表比的测定

① 剪取番泻叶叶片一小片，放入试管中，加水合氯醛约2mL，水浴加热10～15分钟，加热至透明。

② 将叶片自试管中取出，置载玻片上，加1～2滴水合氯醛，封藏，显微镜下观察。

③ 计算四个表皮细胞下的栅栏细胞数，如果栅栏细胞大部分在表皮细胞轮廓以外，则此栅栏细胞不计算在内。

④ 计算一个表皮细胞下栅栏细胞的平均数。

⑤ 移动载玻片，如上法测定四次。计算五次测定结果的平均值，即为番泻叶的栅表细胞比。

4. 性状鉴别

叶类中药主要应注意观察其形状、类型、叶片和叶柄等特征。

（1）蓼大青叶

①多皱缩，展开后呈长椭圆形；②蓝绿色或黑蓝色；③叶脉浅黄棕色，下表面略突起。

（2）番泻叶

狭叶番泻叶：①多完整平坦，呈长卵形或卵状披针形；②上表面黄绿色，全缘，叶基部稍不对称；③叶片革质。

尖叶番泻叶：①呈披针形或长卵形；②叶全缘，叶基不对称；上面浅绿色，下表面灰绿色，微有细短毛茸；③质地较薄、脆。

（3）大青叶

①多皱缩卷曲；②完整叶片展平后呈长椭圆形至长圆状倒披针形；③上表面暗灰绿色；④先端钝，全缘或微波状，基部狭窄下延至叶柄呈翼状；⑤质脆。

四、作业

1. 绘制番泻叶药材横切面简图。
2. 绘制番泻叶药材粉末显微特征图。
3. 计算番泻叶的栅表细胞比。
4. 描述叶类药材的主要性状特征。

五、思考题

1. 简述叶类中药的组织构造特征？
2. 简述栅表比显微常数测定的方法及意义？

实验七　花类中药的鉴定

一、实验目的

1. 掌握花类中药的显微鉴别方法。
2. 掌握花类中药的性状特征。

二、实验仪器、试剂及材料

1. 实验仪器

显微镜。

2. 试剂

水合氯醛试液。

3. 实验材料

丁香永久切片；金银花药材粉末；丁香、洋金花、金银花、西红花、菊花等药材及饮片标本。

三、实验内容

1. 花类中药的横切面特征

① 苞片：分为表皮、叶肉和主脉。

② 花萼：有上下表皮，叶肉组织分化不明显；维管组织不发达。

③ 花冠：有上下表皮、叶肉组织和维管组织。上表皮细胞常呈乳头状或绒毛状突起。

④ 雄蕊：包括花药与花丝，花丝由表皮、薄壁组织及贯穿其中的维管束组成。花药有药室和药隔。药室内充满成熟的花粉粒。

⑤ 雌蕊：包括子房、花柱及柱头。柱头表皮细胞常突起呈乳头状；有的呈绒毛状。花柱表皮细胞表面常有各种纹理，有的分化为表皮毛。

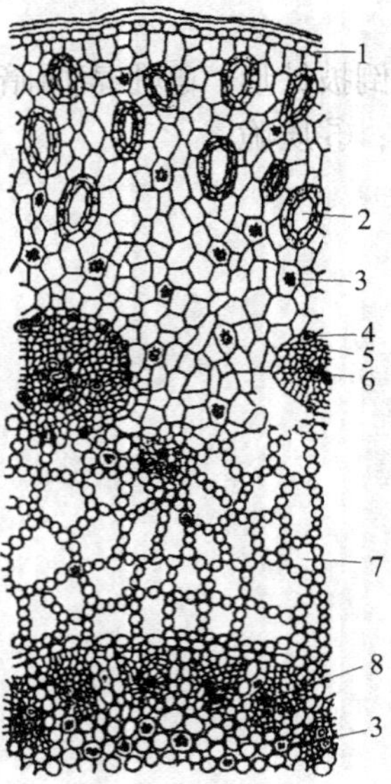

图6－22　丁香萼筒横切面组织特征

1. 表皮　2. 油室　3. 草酸钙簇晶　4. 韧皮纤维　5. 韧皮部　6. 木质部　7. 气室　8. 中柱维管束

2. 丁香的横切面特征

镜检丁香萼筒中部的横切面组织切片（见图6－22），注意观察下列特征：

① 表皮细胞1列，有较厚角质层。

② 皮层外侧散有2～3列径向延长的椭圆形油室；其下有20～50个小型双韧维管束，断续排列成环，维管束外围有少数中柱鞘纤维，木化。内侧为数列薄壁细胞组成的通气组织，有大型细胞间隙。

③ 中心轴柱薄壁组织间散有多数细小维管束，薄壁细胞含众多细小草酸钙簇晶。

3. 金银花的粉末特征

取金银花粉末，用水合氯醛溶液制片观察（见图6－23），注意下列特征：

① 腺毛两种类型，一种头部倒圆锥形，顶部10～33个细胞，柄部2～5个细胞；另一种头部类圆形，4～20个细胞，柄2～4个细胞。

② 非腺毛极多，单细胞或两个细胞，表面有疣状突起。

③ 花粉粒类圆形，外壁有短刺及雕纹，具3孔沟。

④ 草酸钙簇晶散在。

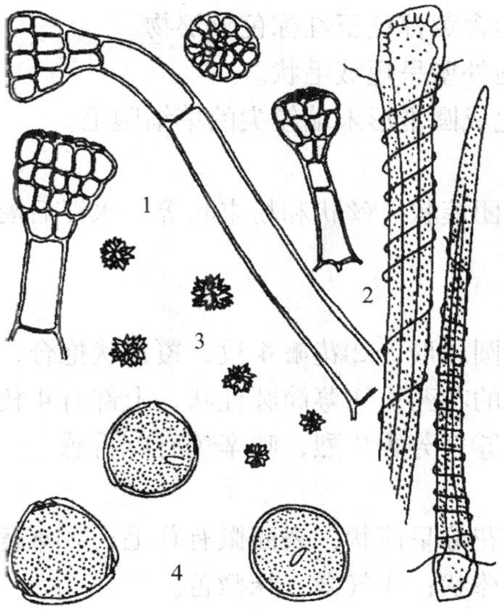

图 6－23　金银花粉末特征

1. 腺毛　2. 非腺毛　3. 草酸钙簇晶　4. 花粉粒

4. 红花的粉末特征

取红花粉末，用水合氯醛溶液制片观察（见图 6－24），注意下列特征：

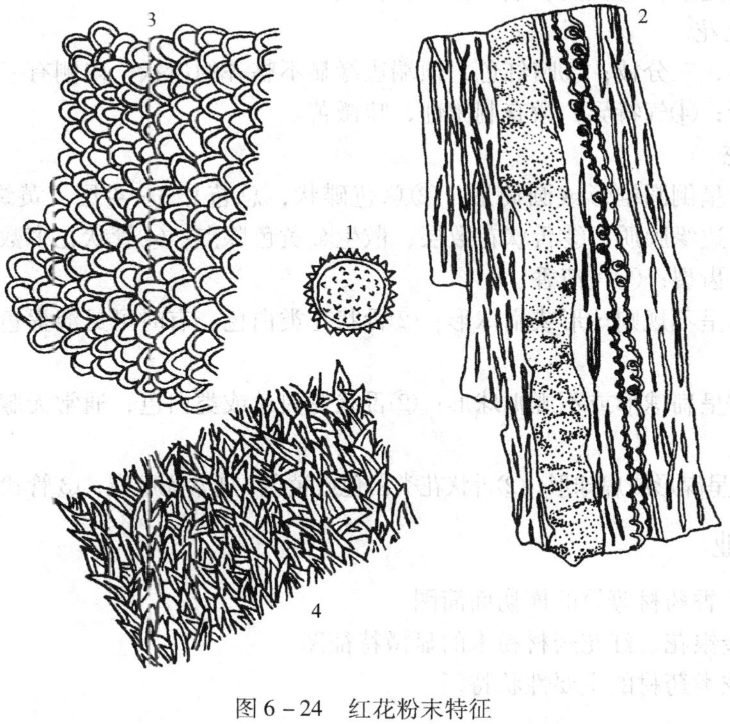

图 6－24　红花粉末特征

1. 花粉粒　2. 分泌细胞　3. 花冠顶端表皮细胞　4. 柱头表皮细胞

① 花粉粒圆球形、椭圆形或橄榄形，外壁有短刺及疣状雕纹，萌发孔 3 个。

② 长管道状分泌细胞含黄棕色至红棕色分泌物。

③ 花冠顶端表皮细胞外壁呈短绒毛状。

④ 柱头表皮细胞分化成圆锥形末端较尖的单细胞毛。

5. 性状鉴别

常呈圆锥状、棒状、团簇状、丝状和粉末状等，水浸后展开可恢复原有的形态，并有明显的颜色和香气。

（1）丁香

①略呈研棒状，花冠圆球形；②花瓣4枚，覆瓦状抱合，花瓣内为雄蕊和花柱，搓碎后可见众多黄色细粒状的花药；③萼筒圆柱状，上部有4枚三角状的萼片，十字状分开；④质坚实，富油性；⑤气芳香浓烈，味辛辣有麻舌感。

（2）洋金花

①多皱缩成条状；②花萼呈筒状，表面微有茸毛；③雄蕊5枚，约1/2长贴生于花冠筒内，雌蕊1枚，柱头棒状；④气微，味微苦。

（3）金银花

①花蕾呈棒状；②表面黄白色，密被短柔毛；③开放的花花冠呈筒状，二唇形，上唇4裂，下唇不裂；④雄蕊5枚，雌蕊1枚，子房无毛；⑤气清香。

（4）红花

①为不带子房的管状花，黄红色或红色；②雄蕊5枚，花药聚合成筒状，常见有雄蕊高出花冠筒之上；③柱头顶端微分叉；④质柔软。

（5）西红花

①呈线形，三分枝；②暗红色，顶端边缘显不整齐的齿状，内侧有一短裂隙；③体轻，质脆易断；④气特异，微有刺激性，味微苦。

（6）菊花

亳菊：①呈倒圆锥形或圆筒形；②总苞碟状，总苞片3～4层，黄绿色或褐绿色，外面被柔毛，边缘膜质；③舌状花数层，散生金黄色腺点；④管状花多数，为舌状花所隐藏，顶端5齿裂；⑤气清香。

滁菊：①呈不规则球形或扁球形；②舌状花类白色，有时可见淡褐色腺点；③管状花大多隐藏。

贡菊：①呈扁球形或不规则球形；②舌状花白色或类白色，通常无腺点；③管状花少，外露。

杭菊：①呈碟形或扁球形；②舌状花类白色或黄色，通常无腺点；③管状花多数，外露。

四、作业

1. 绘制丁香药材萼筒的横切面简图。
2. 绘制金银花、红花药材粉末的显微特征图。
3. 描述花类药材的主要性状特征。

五、思考题

简述花类中药粉末鉴别的特征。

实验八　果实种子类中药的鉴定

一、实验目的

1. 掌握果实种子类中药的显微鉴别方法。
2. 掌握果实种子类中药的主要性状特征。

二、实验仪器、试剂及材料

1. 实验仪器

显微镜。

2. 试剂

水合氯醛试液。

3. 实验材料

小茴香、槟榔永久切片；补骨脂、小茴香药材粉末；五味子、苦杏仁、补骨脂、巴豆、马钱子、栀子、槟榔、砂仁、豆蔻等药材及饮片标本。

三、实验内容

1. 果实种子类中药的横切面特征

完整的果实可分为果皮和种子两部分。

（1）果皮的构造特点

果皮包括外果皮、中果皮、内果皮3部分。

① 外果皮：相当于叶的下表皮，通常为1列表皮细胞，外被角质层，偶有气孔。表皮细胞有时具毛茸，多数为非腺毛，少数为腺毛或腺鳞。

② 中果皮：相当于叶肉组织，通常较厚，大多由薄壁细胞组成。中部有细小的维管束散在，有时可能有石细胞、油细胞、油室或油管等存在。

③ 内果皮：相当于叶的上表皮，大多由1列薄壁细胞组成；伞形科植物果实的内果皮由5～8个狭长的薄壁细胞相互并列为一群，各群以斜角联合呈镶嵌状，称为“镶嵌细胞”。

（2）种子的构造特点

种子包括种皮、胚乳和胚。

① 种皮：种皮的构造因植物的种类而异，最富变化，常可找出在鉴定上具重要意义的特征。种皮通常仅有1层，但有的种子有内、外种皮2层。种皮通常由下列一种或数种组织组成：表皮层、栅状细胞层、油细胞层、色素层、石细胞层、营养层。

② 胚乳：分为外胚乳和内胚乳。由薄壁细胞组成，内贮大量脂肪油和糊粉粒，注意糊粉粒的形状、大小及有无拟球体、拟晶体，有的糊粉粒中也可有小簇晶存在。

③ 胚：子叶通常占胚的较大部分，其构造与叶大致相似，胚的其他部分一般全由薄壁细胞组成。

（3）小茴香的横切面特征

取小茴香的横切面组织切片，在显微镜下观察如下特征（见图6－25）。

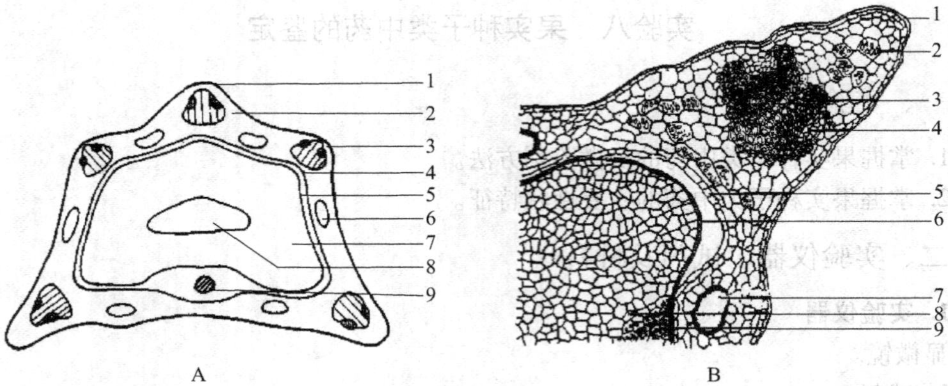

图6－25　小茴香（分果）横切面组织特征

A. 简图：1. 外果皮　2. 中果皮　3. 维管束　4. 内果皮　5. 种皮　6. 油管　7. 胚乳　8. 胚　9. 种脊维管束

B. 详图：1. 外果皮　2. 网纹细胞　3. 木质部　4. 韧皮部　5. 内果皮　6. 种皮　7. 油管　8. 内胚乳　9. 糊粉粒

① 分果横切面略呈五边形。

② 外果皮为1列呈切向延长的扁平细胞，外被角质层。

③ 中果皮背面纵棱间各有大的椭圆形油管1个，接合面有油管2个，共6个，油管略呈椭圆形，四周为多数红棕色的扁小分泌细胞。纵棱处有维管束柱，由2个外韧型维管束及纤维束连接而成，木质部为少数细小导管，韧皮部细胞位于束的两侧，维管束柱的内外两侧有多数大形而特异的木化网纹细胞。

④ 内果皮为1列扁平薄壁细胞，细胞长短不一（由于细胞群呈镶嵌状排列）。种皮细胞扁长，含棕色物质。

⑤ 内胚乳细胞多角形，含众多细小糊粉粒，其中含有细小草酸钙簇晶。

⑥ 种脊维管束位于接合面的内果皮和种皮之间，由若干细小导管等组成。

（4）槟榔的横切面特征

取槟榔的横切面组织切片，在显微镜下观察如下特征（见图6－26）。

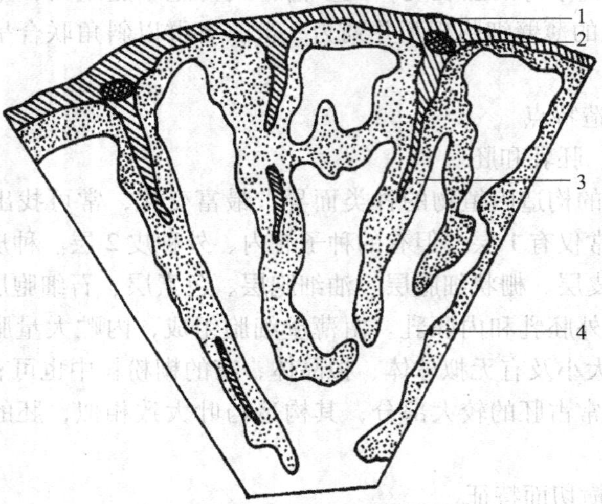

图6－26　槟榔横切面组织特征简图

1. 种皮外层　2. 维管束　3. 种皮内层　4. 胚乳

① 种皮分内外两层，外层为数列细小的石细胞，内层为数列薄壁细胞，含棕色物质。

② 错入组织系种皮层不规则伸入胚乳中形成，其中有维管组织。

③ 胚乳为白色多角形细胞，壁孔大，略作念珠状。细胞中有油滴及糊粉粒。

2. 果实种子类中药的粉末特征

（1）果实类中药

主要观察果皮表皮碎片、中果皮薄壁细胞及纤维、石细胞、结晶、种皮、胚乳及胚的组织碎片。

（2）种子类中药

糊粉粒是种仁中贮藏蛋白质的特殊形式，在植物器官中为种子所特有，是种子类中药粉末的主要标志。

（3）补骨脂的粉末特征

取补骨脂粉末少许，用水合氯醛溶液制片观察，注意下列特征（见图6-27）：

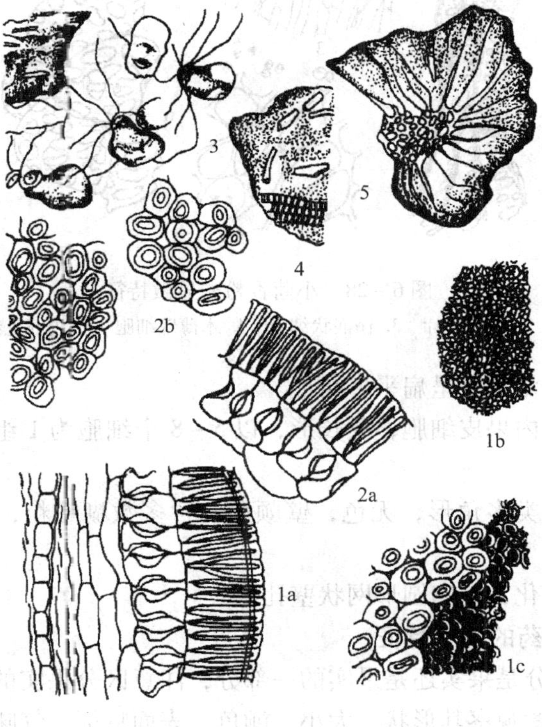

图6-27　补骨脂粉末特征

1. 种皮栅状细胞（a. 侧面观　b. 顶面观　c. 底面观）　2. 种皮支持细胞（a. 侧面观　b. 表面观）　3. 果皮表皮细胞及小腺毛　4. 草酸钙结晶及导管　5. 壁内腺

① 壁内腺类圆形，表皮细胞多达数十个至百个，中心细胞较小，多角形，周围细胞径向延长，辐射状排列，腺体腔内有众多油滴。

② 种皮栅状细胞众多，细胞壁成V字形增厚。支持细胞哑铃状，中部细胞壁增厚。

③ 非腺毛胞壁密布疣点。腺毛多呈梨形，腺柄短，多单细胞，腺头多细胞或单细胞。

④ 气孔平轴式，表皮细胞具条状角质纹。

⑤ 果皮细胞含草酸钙小柱晶。

（4） 小茴香的粉末特征

取小茴香粉末少许，用水合氯醛溶液制片观察（见图6－28），注意下列特征：

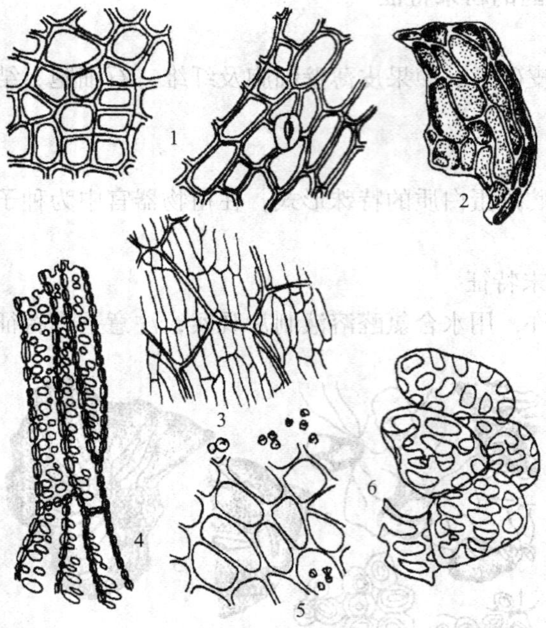

图6－28　小茴香粉末显微特征

1. 果皮表皮碎片　2. 油管碎片　3. 镶嵌状细胞　4. 木薄壁细胞　5. 内胚乳细胞　6. 网纹细胞

① 油管碎片，分泌细胞呈扁平多角形。

② 镶嵌状细胞为内果皮细胞，狭长形，以5～8个细胞为1组，以其长轴相互作不规则方向嵌列。

③ 内胚乳细胞呈类多角形，无色，壁颇厚，含多数糊粉粒，每一糊粉粒中含有细小簇晶。

④ 网纹细胞，木化，具卵圆形网状壁孔。

3. 果实种子类中药的性状特征

首先确定入药部分是果实还是果实的一部分，注意区分果实的类型和一般特征，无论果实还是种子，注意观察其形状、大小、颜色、表面特征、气味等。

（1） 五味子

①呈不规则的球形或扁球形，直径大；②表面红色、紫红色，有的表面出现“白霜”；③果肉柔软；④种子1～2粒，肾形，有光泽；⑤味浓。

南五味子：球形，直径大；表面暗红；果肉薄，干枯；种子1～2粒，肾形，小；味淡。

（2） 苦杏仁

①呈扁心形；②厚5～8mm；③一端尖，另一端钝圆，肥厚，左右不对称；④味苦。

（3） 补骨脂

①呈肾形；②表面黑色，具细微网状皱纹；③种子1枚，子叶黄白色。

（4）枳壳

①呈半圆球形，翻口似盆状；②外果皮棕褐色至褐色，瓤囊 7～12 瓣，少数至 15 瓣；③质坚硬，不易折断；④气清香。

（5）巴豆

①果实呈卵圆形，一般具三棱；②表面灰黄色或稍深，有纵线 6 条；③种子呈略扁的椭圆形；④种仁黄白色，油质；⑤无臭，味辛辣，有毒。

（6）小茴香

①双悬果呈长圆柱形；②表面黄绿色或淡黄色；③分果呈长椭圆形，背面有纵棱 5 条；④有特异香气。

（7）马钱子

①呈扁圆纽扣状，通常一面微凹，另一面微隆起；②表面灰绿色或灰黄色，密生匍匐的丝状毛；③子叶有叶脉 5～7 条；④无臭，味极苦，有毒。

（8）栀子

①呈长卵形或椭圆形；②表面棕红色或红黄色，具有 6 条翅状纵棱；③浸入水中可使水染成鲜黄色。

（9）槟榔

①近圆锥形或扁圆球形；②外表淡黄棕色至淡红棕色，粗糙，具稍凹下的网状浅沟纹及内果皮碎片；③质坚硬，不易破碎；④断面呈棕白相间的大理石样花纹。

（10）砂仁

阳春砂：①呈卵圆形，具不明显的三钝棱；②外表棕褐色，有网状突起的纹理及密生短钝软刺；③种子分成 3 瓣，每瓣有种子 5～26 粒，紧密排成 2～4 行，互相黏结成团块；④气芳香浓烈。

绿壳砂：①呈椭圆形或长卵形；②外表面黄棕色至棕色，密具刺片状突起；③气味较阳春砂稍淡。

海南砂：①呈长椭圆形或卵圆形，有明显的三棱；②表面被片状、分枝状的软刺；③种子团较小，每瓣有种子 3～24 粒。

（11）豆蔻

原豆蔻：①表面黄白色或淡黄棕色，有 3 条较深的纵向槽纹，顶端有突起的柱基，基部有凹下的果梗痕，两端均具浅棕色茸毛；②种子内分 3 室，每室有种子约 10 粒，表面暗棕色，有皱纹，残留假种皮；③气芳香，味辛凉略似樟脑。

印尼白蔻：①个略小，表面黄白色；②果皮较薄，种子瘦瘪；③气味较弱。

四、作业

1. 绘制药材小茴香、槟榔横切面简图。
2. 绘制小茴香、补骨脂药材粉末的显微特征图。
3. 描述果实种子类药材的主要性状特征。

五、思考题

简述果实类中药的组织构造特征。

实验九 全草类中药的鉴定

一、实验目的

1. 掌握全草类中药的显微鉴别方法。
2. 掌握全草类中药的性状特征。

二、实材仪器、试剂与材料

1. 仪器

显微镜。

2. 试剂

水合氯醛试液。

3. 实验材料

草麻黄、薄荷、金钗石斛永久制片，草麻黄、薄荷药材粉末，麻黄、薄荷、金钱草、石斛、穿心莲等药材及饮片标本。

三、实验内容

1. 全草类中药的横切面特征

全草类中药的鉴定，涉及器官包括根、茎、叶、花、果实、种子，这六类中药的显微鉴别特征已在前面分别进行了详细的论述。因此，对全草类中药的鉴别是一个综合性的鉴别。

(1) 草麻黄的横切面特征

取麻黄药材横切面组织切片，置显微镜下观察（见图6－29），注意下列特征：

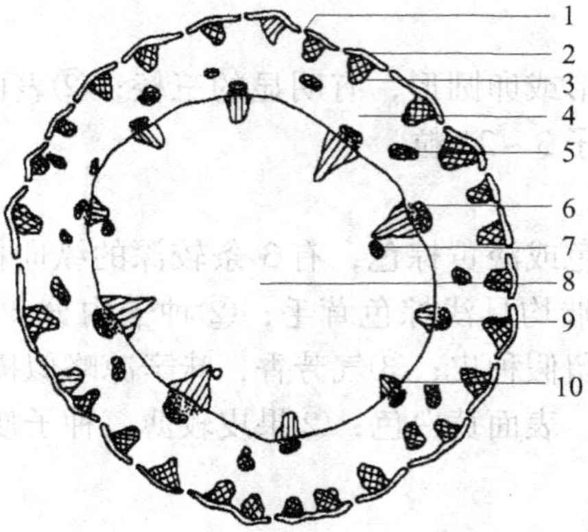

图6－29 草麻黄横切面组织特征简图

1. 气孔 2. 角质层及表皮 3. 下皮纤维束 4. 皮层 5. 皮层纤维束 6. 中柱鞘纤维 7. 环髓纤维 8. 髓 9. 韧皮部 10. 木质部

① 表皮细胞类方形，外壁厚，被较厚的角质层，两棱线间有下陷气孔，保卫细胞壁木化。

② 棱线处有非木化的下皮纤维束。

③ 皮层似叶肉组织，含叶绿体，有纤维束散在，外韧维管束 8 ~ 10 个。

④ 韧皮部狭小，其外有新月形纤维束。

⑤ 形成层环类圆形。

⑥ 木质部连接成环，呈三角形，细胞全部木化。

⑦ 髓部薄壁细胞常含棕红色块状物，可见少数环髓纤维。其表皮、皮层细胞及纤维壁均有细小草酸钙方晶或砂晶。

（2）薄荷茎的横切面特征

取薄荷茎的横切面组织切片，置显微镜下观察（见图 6 – 30），注意下列特征：

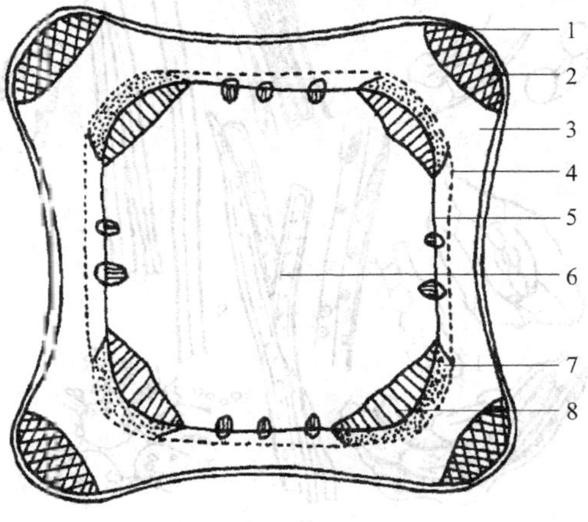

图 6 – 30　薄荷茎横切面组织特征简图

1. 表皮　2　厚角组织　3. 皮层　4. 内皮层　5. 形成层　6. 髓　7. 韧皮部　8. 木质部

① 表皮为 1 列长方形细胞，外被角质层，有扁球形腺鳞、单细胞头的腺毛和非腺毛。

② 皮层为数列薄壁细胞，排列疏松，四棱脊处有厚角细胞，内皮层明显。

③ 韧皮部细胞较小，呈狭环状。

④ 形成层成环。

⑤ 木质部在四棱处发达，导管圆形，木纤维多角形。

⑥ 髓部由大型薄壁细胞组成，中心常有空隙。薄壁细胞中含橙皮苷结晶。

（3）金钗石斛茎的横切面特征

取金钗石斛横切面组织切片，置显微镜下观察，见图 6 – 31，注意下列特征：

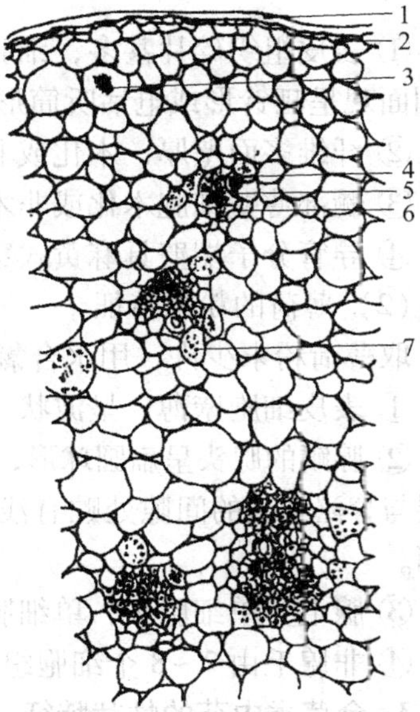

图 6 – 31　金钗石斛茎横切面组织特征

1. 角质层　2. 表皮　3. 针晶束（断面）

4. 纤维束　5. 韧皮部　6　木质部

7. 薄壁细胞

① 表皮为 1 列细小扁平细胞，外被厚的角质层，橙黄色，易与细胞分离。

② 皮层细胞 6 ~ 8 列，外方 1 ~ 2 列细胞壁木化。

③ 中柱宽广，散有多数有限外韧型维管束；韧

皮部由数个细胞组成，外侧有纤维束，呈半环状，壁甚厚，纤维群外缘有细小薄壁细胞，有的内含圆簇状硅质块；木质部导管 1 ~3 个，有木纤维，维管束周围的薄壁细胞有时木化，并具壁孔。

2. 全草类中药的粉末特征观察

（1）草麻黄的粉末特征

取草麻黄粉末少许，用水合氯醛溶液制片观察（见图 6 - 32），注意下列特征：

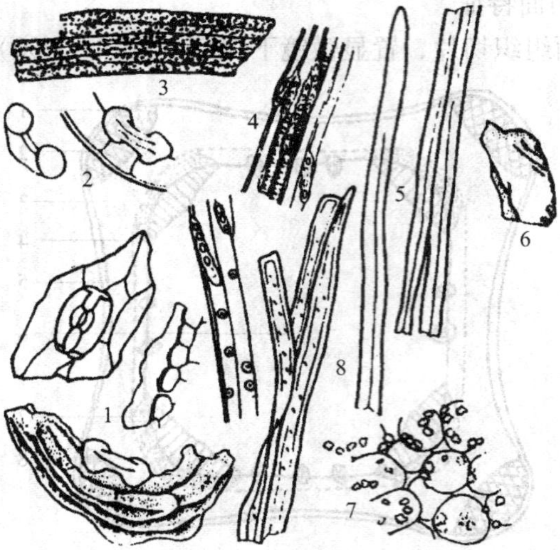

图 6 - 32　草麻黄粉末显微特征

1. 表皮碎片（示表皮细胞及角质层）　2. 气孔　3. 嵌晶纤维　4. 导管　5. 皮层纤维　6. 色素块　7. 皮层薄壁细胞（示方晶）　8. 木纤维

① 表皮组织碎片甚多，细胞呈长方形，含颗粒状晶体，气孔特异，内陷，保卫细胞侧面观呈哑铃形或电话听筒形。

② 纤维多而壁厚，木化或非木化，狭长，胞腔狭小，附有细小众多的砂晶和方晶。

③ 髓部薄壁细胞木化或非木化，常含红紫色或棕色物质，多散出。

④ 导管分子端壁具麻黄式穿孔板。

（2）薄荷的粉末特征

取薄荷粉末少许，用水合氯醛溶液制片观察（见图 6 - 33），注意下列特征：

① 表皮细胞壁薄，呈波状。下表皮有众多直轴式气孔。

② 腺鳞的腺头呈扁圆球形，由 8 个分泌细胞排列成辐射状，腺头外围有角质层，角质层与分泌细胞的间隙处贮有浅黄色油质，腺柄单细胞，极短，四周表皮细胞作辐射状排列。

③ 腺毛为单细胞头，单细胞柄。

④ 非腺毛由 2 ~8 个细胞组成，常弯曲，壁厚，有疣状突起。

3. 全草类中药的性状特征

全草类中药又称草类药材，大多为干燥草本植物的地上部分，如广藿香、益母草等；亦有少数带有根及根茎，如蒲公英等；或小灌木草质茎的枝梢，如麻黄等；或是草质茎，如石斛等。均为全草类中药。性状鉴定时应注意各部位的特征。

（1）麻黄

草麻黄：①药材呈细长圆柱形，少分枝；②表面淡绿色至黄绿色，有细纵脊，节明显，节上有膜质鳞叶，裂片 2，锐三角形；③体轻，质脆，易折断；④断面略呈纤维性，周边黄绿色；⑤髓部红棕色。鳞叶 2 裂，锐三角形，先端反曲。

木贼麻黄：①较多分枝；②表面无粗糙感，裂片上部为短三角形。鳞叶 2 裂，短三角形，先端不反曲。

中麻黄：①多分枝；②表面有粗糙感，裂片 3，先端锐尖；③断面髓部呈三角状圆形。鳞叶 3 裂，三角形，先端锐尖。

（2）金钱草

①茎棕色；②表面具皱纹，扭曲；③叶对生，卵形或心脏形，表面灰绿色或棕褐色；④叶片用水浸后，透光可见黑色或棕色条纹；⑤有的叶腋具长梗的花或果。

（3）广藿香

①嫩茎略呈方柱形，老茎近圆柱形；②叶对生，下部常脱落；③香气特异。

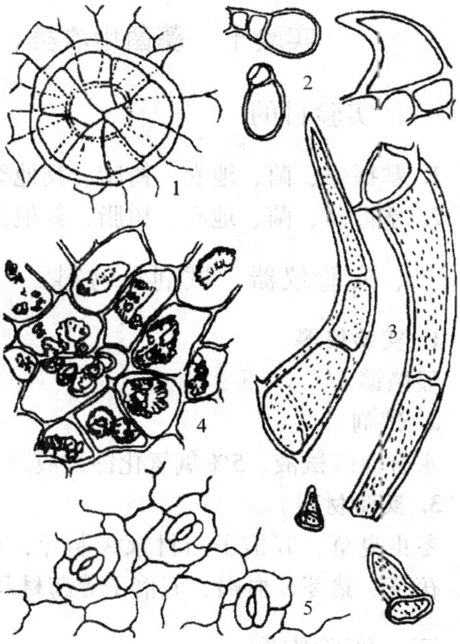

图 6－33　薄荷粉末特征

1. 腺鳞　2. 小腺毛　3. 非腺毛

4. 上表皮（含橙皮苷结晶）

5. 下表皮示气孔

（4）薄荷

①茎方形；②表面紫棕色或淡绿色，有节和棱；③质脆，易折断；④断面白色，中空；⑤气芳香，味辛、凉。

（5）穿心莲

①茎方形，节稍膨大；②叶对生皱缩，易碎，绿色，两面光亮；③味极苦。

（6）青蒿

①茎呈圆柱形，表面黄绿色或棕黄色，具纵棱线，折断面黄白色，中部有白色髓；②叶互生，完整者展平后为三回羽状深裂；③气香特异，有清凉感。

四、作业

1. 绘制草麻黄、薄荷茎的横切面简图。
2. 绘制草麻黄、薄荷药材粉末的显微特征图。
3. 描述全草类药材的主要性状特征。

五、思考题

1. 如何通过显微鉴别方法鉴定不同品种的麻黄药材？
2. 唇形科全草类药材性状鉴别的要点是什么？

实验十　藻菌地衣类、树脂类、其他类中药的鉴定

一、实验目的

1. 掌握藻、菌、地衣、树脂、其他类中药的显微鉴别方法。
2. 掌握藻、菌、地衣、树脂、其他类中药的性状特征。

二、实验仪器、试剂及材料

1. 实验仪器

显微镜。

2. 试剂

水合氯醛试液，5%氢氧化钾试液。

3. 实验材料

冬虫夏草、五倍子药材永久制片，茯苓、猪苓、五倍子药材粉末，冬虫夏草、灵芝、茯苓、猪苓、血竭、五倍子等药材及饮片标本。

三、实验内容

1. 藻、菌、地衣、树脂及其他类中药的横切面特征

（1）冬虫夏草的横切面特征

取冬虫夏草子实体横切面组织切片，置显微镜下观察（见图 6－34），注意下列特征：

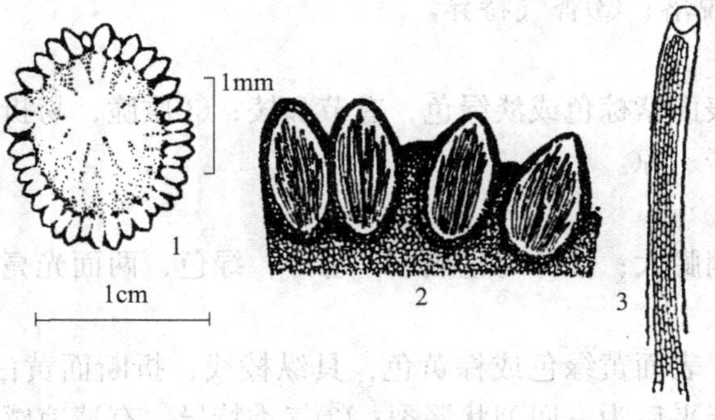

图 6－34　冬虫夏草子实体组织特征

1. 子实体横切面　2. 子囊壳　3. 子囊及子囊孢子

① 周围由子囊壳组成，子囊壳卵形至椭圆形，下半部埋于凹陷的子座内。
② 子囊壳内有多数线形子囊，每个子囊内又有 2～8 个线形的有横隔的子囊孢子。
③ 中央充满菌丝，其间有裂隙。不育部分则完全见不到子囊壳。

（2）五倍子的横切面特征

取五倍子横切面组织切片，置显微镜下观察（见图 6－35），注意下列特征：
① 外表皮细胞 1 列，类方形，间生多数非腺毛。
② 表皮内侧为薄壁细胞，含糊化淀粉粒，并可见少数草酸钙晶体。
③ 外韧型维管束散在，每个维管束外侧有大型树脂道。

2. 藻、菌、地衣、树脂及其他类中药的粉末特征

(1) 茯苓的粉末特征

取茯苓粉末少许，用水或5%氢氧化钾溶液制片观察（见图6－36），注意下列特征：

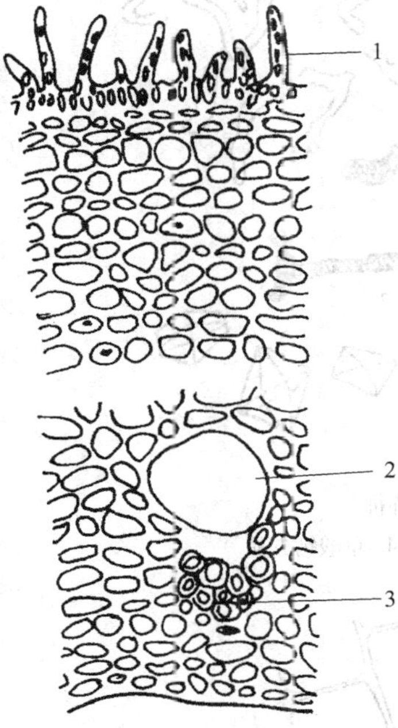

图6－35　五倍子横切面组织特征

1. 非腺毛　2　树脂道　3. 导管

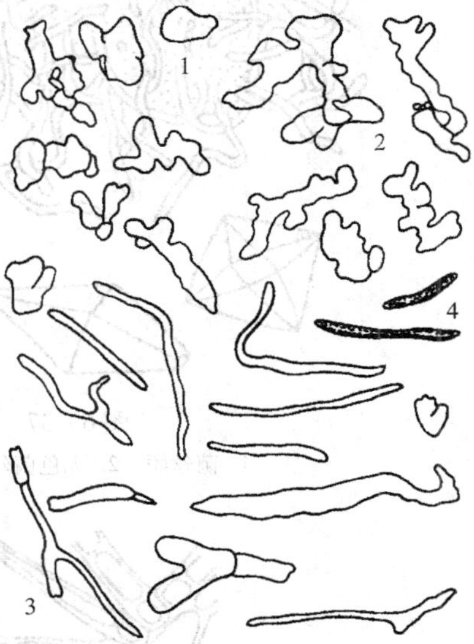

图6－36　茯苓粉末显微特征

1. 分支状团块　2. 颗粒状团块　3. 无色菌丝　4. 棕色菌丝

① 用水装片，可见无色不规则颗粒状团块或末端钝圆的分枝状团块（担子柄和担孢子）。

② 用5%氢氧化钾液装片，可见团块溶化露出菌丝。菌丝细长，稍弯曲，有分枝，无色或带棕色（外层菌丝），横壁偶可察见。

(2) 猪苓的粉末特征

取猪苓粉末少许，用水或5%氢氧化钾溶液制片观察（见图6－37），注意下列特征：

① 菌丝团大多无色（内部菌丝），少数棕色（外层菌丝）。散在的菌丝细长、弯曲，有分枝及结节状膨大部分。

② 草酸钙结晶呈双锥形或八面形，也有呈不规则多面形者，有时可见数个结晶聚集在一起。

(3) 五倍子的粉末特征

取五倍子药材粉末少许，用水合氯醛溶液制片观察（见图6－38），注意下列特征：

① 非腺毛众多，1～4个细胞单列，有的顶端弯曲呈鸟喙状。

② 薄壁细胞含糊化淀粉粒。

③ 树脂道碎片及树脂块儿散在，黄棕色。

④ 偶见草酸钙晶体。

⑤ 螺纹导管直径10～15μm。

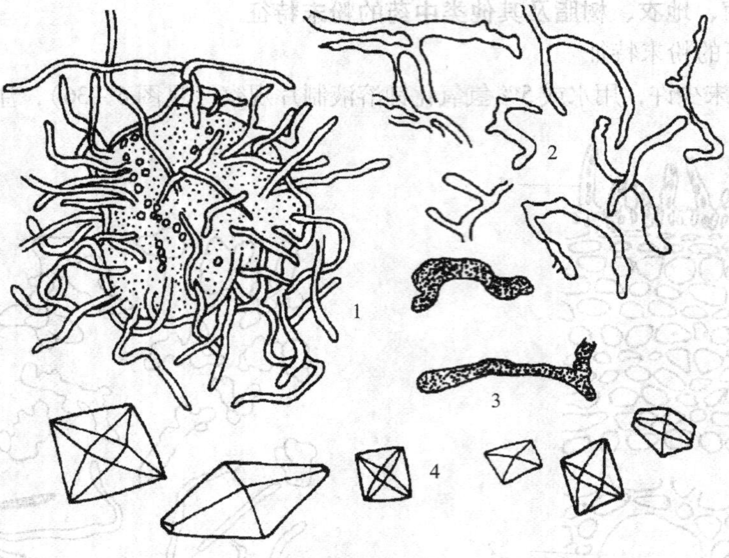

图 6－37　猪苓粉末显微特征

1. 菌丝团　2. 无色菌丝　3. 有色菌丝　4. 草酸钙方晶

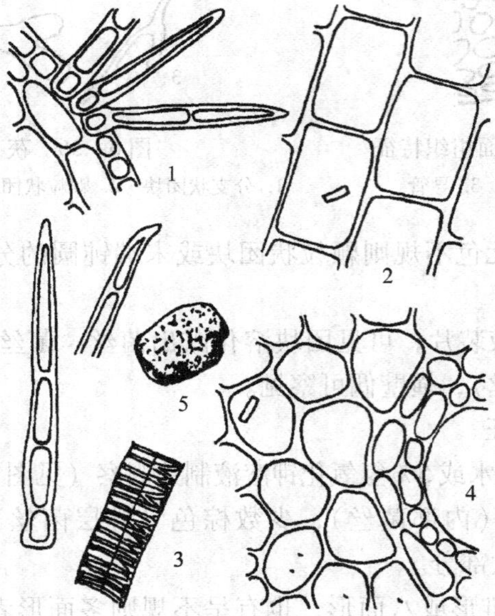

图 6－38　五倍子粉末特征

1. 非腺毛　2. 晶体及薄壁细胞　3. 导管　4. 树脂道碎片　5. 树脂块

3. 藻、菌、地衣、树脂、其他类中药的性状特征

（1）藻菌地衣类中药

藻类含有各种不同的色素，能进行光合作用，营养方式是自养的，绝大多数是水生。植物体小的肉眼看不见，大的长达 100m 以上。供药用的藻类有 30 余种，主要来源于绿藻门、红藻门和褐藻门。菌类一般无具光合作用的色素，不能进行光合作用，营养方式是异养型。地衣是藻类和真菌共生的复合体。具有独特的形态、结构、生理和遗传等生物学特性。

冬虫夏草　①虫体似蚕，外表土黄色至黄棕色，环纹明显，共有 20 ~ 30 条环纹；②全身有足 8 对，中部 4 对最为明显；③质脆，断面略平坦；④子实体头部稍膨大；⑤质柔韧，折断面纤维状；⑥气微腥，味微苦。

灵芝

灵芝：①菌盖肾形；②菌柄圆柱形，侧生，红褐色，光亮；③气微香，味苦涩。

紫芝：皮壳紫黑色，有漆样光泽。菌肉锈褐色。

茯苓　①呈类球形；②表面有明显隆起的皱纹；③体重，质坚实；④断面不平，呈颗粒状，有的具裂隙或中间抱有松根；⑤嚼之黏牙。

猪苓　①呈不规则的块状、条形、类圆形或扁块状；②表面乌黑色或棕褐色，皱缩或有瘤状突起；③质致密而体轻，能浮于水面，断面细腻；④气微，味淡。

海藻

小叶海藻：①呈卷曲皱缩团块状；②表面带一层白色盐霜，质脆易破碎；③用水浸软后膨胀，黏滑柔韧；④固着器假根状，主干粗糙，有分枝；⑤气腥，味咸。

大叶海藻：①固着器盘状（常已除去），主干及枝上有小刺；②基部的叶披针形，全缘或有粗锯齿，革质，上部的叶狭披针形或丝状；③气囊球形或卵圆形，顶端钝圆，有的具细短尖。

（2）树脂类中药

树脂类中药的外形各异，大小不等，但每种药材均有较为固定的形态。性状鉴定主要应注意其形状、大小、颜色、表面特征、质地、破碎面、光泽、透明度、气味等特征。

苏合香　①呈半流动性的浓稠液体状；②棕黄色或暗棕色，半透明；③质细腻，极黏稠，较水重；④气芳香，味苦、辣，嚼之黏牙。

乳香　①呈小形乳头状、泪滴状或不规则小块状；②半透明，有的表面无光泽并带有一层类白色或淡黄色的粉尘；③断面蜡样，无光泽；④黏附牙齿，唾液成乳白色。

没药　①呈不规则颗粒状或黏结成团块；②表面红棕色或黄棕色；③质坚脆，破碎面呈颗粒状，带棕色油样光泽；④气香而特异，味苦微辛，嚼时黏牙。

血竭　①呈类圆四方形或方砖形；②表面暗红色，有光泽，附有因摩擦而成的红粉；③研粉为砖红色；④味淡。

（3）其他类中药

主要包括：蕨类植物的成熟孢子（海金沙）；植物体与寄生昆虫形成的畸形物（五倍子）；植物某一或某些部位的提取加工物、植物体的分泌物、植物树脂的石化物。注意外观形状、大小、颜色、质地、气味等。

海金沙　①呈粉末状，棕黄色或浅棕黄色；②体轻，手捻有光滑感，置手中易由指缝滑落。

青黛　①为深蓝色的粉末，体轻，易飞扬；②或呈不规则的多孔性团块，用手搓捻即成细末；③微有草腥气，味淡。

冰片　①为无色透明或白色半透明的片状松脆结晶；②表面有裂冰样纹理；③质松脆，可剥离成薄片，手捻易粉碎；④气清香，味辛、凉；⑤具挥发性，点燃发生浓烟并有带光的火焰。

儿茶　①呈方形或不规则块状；②表面棕褐色或黑褐色，光滑而稍有光泽；③断面不整齐，具光泽，遇潮有黏性。

五倍子

肚倍：①呈长圆形或纺锤形囊状；②表面微有柔毛；③质硬而脆；④断面角质样，有光泽，有黑褐色死蚜虫及灰色粉末状排泄物。

角倍：呈菱形具不规则的角状分枝，柔毛较明显，壁较薄。

芦荟　①呈不规则块状，常破裂为多角形；②表面无光泽；③体轻，质硬；④断面粗糙或显麻纹；⑤富吸湿性；⑥有特殊臭气，味极苦。

四、作业

1. 绘制药材冬虫夏草子实体横切面简图。
2. 绘制药材茯苓、猪苓、五倍子粉末的显微特征图。
3. 写出性状鉴别项下各药材的主要性状特征。

五、思考题

1. 猪苓与茯苓，乳香与没药在药材性状上有何不同点？
2. 茯苓与猪苓粉末特征的异同点有哪些？

实验十一　动物、矿物类中药的鉴定

一、实验目的

1. 掌握动物、矿物类中药的性状鉴别特征。
2. 掌握动物类中药的显微鉴别特征

二、实验仪器、试剂及材料

1. 实验仪器

显微镜。

2. 试剂

水合氯醛试液。

3. 实验材料

全蝎、鹿茸药材粉末、动物及矿物类药材及饮片标本。

三、实验内容

1. 动物类中药的显微鉴别特征

(1) 全蝎的粉末特征

取全蝎粉末少许，用水合氯醛溶液制片观察（见图6－39），注意下列特征：

① 体壁碎片，外表面表面观呈多角形网格样纹理，密布细小颗粒，可见凸起的毛窝，细小圆孔口及瘤状突起；断面观内、外表皮纵贯较多微细孔道；未骨化外表皮呈类圆形凸起。

② 横纹肌纤维侧面观明带较宽，中有一暗线，暗带有致密的短纵纹理。

③ 刚毛红棕色，多碎断，具纵直纹理，髓腔细窄。

④ 脂肪油滴淡黄色，散在。

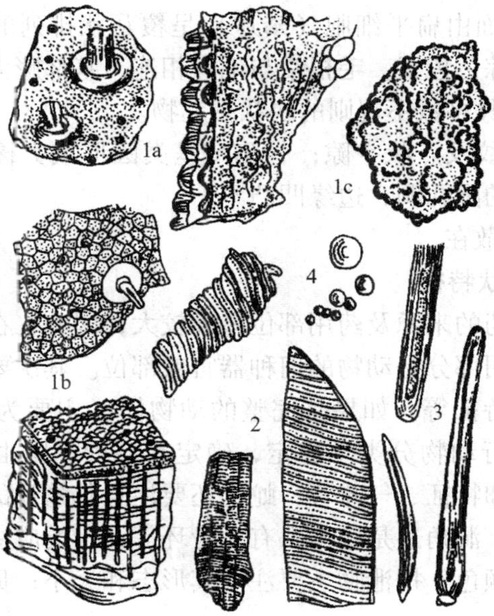

图6－39　全蝎粉末特征

1. 体壁碎片（a. 外表皮表面观　b. 断面观　c. 未骨化外表皮）　2. 横纹肌纤维　3. 刚毛　4. 脂肪油滴

（2）花鹿茸的粉末特征

取花鹿茸粉末少许，用水合氯醛溶液制片观察（见图6－40），注意下列特征：

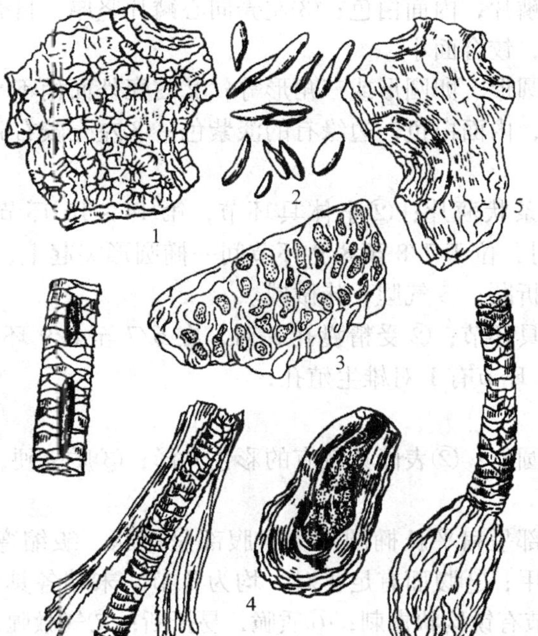

图6－40　花鹿茸粉末特征

1. 骨碎片　2. 角化梭形细胞　3. 未骨化骨组织碎片　4. 毛茸　5. 表皮角质层

① 表皮角质层表面颗粒状；茸毛脱落后的毛窝呈圆洞状。

② 毛茸多碎断，表面由扁平细胞（鳞片）呈覆瓦状排列的毛小皮包围，细胞的游离缘指向毛尖，皮质有棕色色素。毛根常与毛囊相连，基部膨大作撕裂状。

③ 未骨化组织表面具多数不规则的块状突起物。

④ 骨碎片表面有纵纹及点状空隙；骨陷窝呈类圆形或类梭形，边缘骨小管呈放射状沟纹。横断面可见大的圆孔洞，边缘凹凸不平。

⑤ 角化梭形细胞多散在。

2. 动物类中药的性状特征

由于多数动物类中药的来源及药用部位差异较大，因此，在进行性状鉴定时首先要注意动物药的类别，药用部分是动物的何种器官或部位。其次要仔细观察动物药材的形态、大小、颜色、表面特征等，如果是完整的动物体（主要为昆虫、蛇类及鱼类等），则可根据其形态特征进行动物分类学鉴定，确定其品种；昆虫类主要注意其形状、大小、虫体各部位的颜色和特征、气味等；蛇类还要注意其鳞片的特征；角类应注意其类型，角质角还是骨质角，洞角还是实角，有无骨环等；骨类应注意骨的解剖面特点；分泌物类应注意其气味、颜色；排泄物主要注意其形态和大小；贝壳类应注意其形状、大小、外表面的纹理颜色。

（1）牡蛎

长牡蛎：①呈长片状；②右壳较小，壳外面平坦或具数个凹陷，内面瓷白色，壳顶二侧无小齿；③左壳凹陷深，鳞片较右壳粗大，壳顶附着面小；④质硬，断面层状，洁白。

大连湾牡蛎：①呈类三角形，背腹缘呈“八”字形；②右壳外面淡黄色，具疏松、起伏成波浪状的同心鳞片，内面白色；③左壳同心鳞片坚厚，自壳顶部放射肋数个，明显，内面凹下呈盒状，铰合面小。

近江牡蛎：①呈圆形、卵圆形或三角形等；②右壳外面稍不平，有灰、紫、棕、黄等色，环生同心鳞片，内面白色，边缘有的淡紫色；③左壳较右壳坚硬，厚大。

（2）地龙

广地龙：①呈长条状薄片；②全体具环节，第 14 ~ 16 环节为生殖带，习称“白颈”；③受精囊孔 2 对，位于 7/8 至 8/9 环节间一椭圆形突起上，约占节周 5/11；④体轻，略呈革质，不易折断；⑤气腥，味微咸。

沪地龙：①全体具环节；②受精囊孔 3 对，在 6/7 至 8/9 环节间；③第 14 ~ 16 环节为生殖带；④第 18 环节有 1 对雄生殖孔；

（3）珍珠

①呈类球形、卵圆形；②表面具特有的彩色光泽；③质坚硬，破碎面显层纹。

（4）全蝎

①头胸部与前腹部呈扁平长椭圆形，后腹部呈尾状，皱缩弯曲；②头胸部呈绿褐色，背面覆有梯形背甲；③腹面有足 4 对，均为 7 节，末端各具 2 爪钩；④背甲上有 5 条隆脊线；⑤后腹末节有锐钩状毒刺；⑥质脆，易折断；⑦气微腥，味咸。

（5）土鳖虫

地鳖：①呈扁平卵形；②背部紫褐色，前胸背板较发达，盖住头部，腹背板 9 节，呈覆瓦状排列，腹面红棕色；③头有丝状触角 1 对，常脱落；④胸部有足 3 对，具细毛和刺；⑤质松脆，易碎。

冀地鳖：①呈长椭圆形；②背部黑棕色，通常在边缘带有淡黄褐色斑块及黑色小点。

（6）斑蝥

南方大斑蝥：①呈长圆形；②背部具革质鞘翅1对，黑色，有3条黄色或棕黄色的横纹；③有特殊的臭气。

黄黑小斑蝥：体型较小。

（7）蜂蜜

①为半透明、带光泽、浓稠的液体，白色；②放久或遇冷渐有白色颗粒状结晶析出；③气芳香，味极甜。

（8）蟾酥

①呈扁圆形团块状或片状；②断面角质状，微有光泽，遇水泛出白色乳状液；③气微腥，味初甜而后有持久的麻辣感，粉末嗅之作嚏。

（9）蛤蚧

①呈扁平状，头略呈扁三角状，口内有细齿；②背部呈灰黑色或银灰色，有斑点散在或密集成不显著的斑纹；③四足均具5趾，趾间仅具蹼迹，足趾底有吸盘；④尾细，有6~7个明显的银灰色环带；⑤全身密被微有光泽的细鳞。

（10）蕲蛇

①呈圆盘状；②头在中间稍向上，吻端向上，习称“翘鼻头”；③背部两侧各有“V”形斑纹17~25个，其“V”形的两上端在背中线上相接，习称“方胜纹”；④腹部鳞片较大，有黑色类圆形的斑点，习称“连珠斑”；⑤尾部骤细，末端有三角形深灰色的角质鳞片1枚。

（11）熊胆粉

①呈不规则块状、颗粒或粉末；②表面黄色至深棕色，有的黄绿色或黑褐色，半透明或微透明，有玻璃样光泽；③质脆，易吸潮；④气清香，微腥，味苦回甜，有清凉感。

（12）麝香

毛壳麝香：①呈扁圆形或类椭圆形的囊状体；②开口面的皮革质，密生短毛，另一面为皮膜，微皱缩；③剖开后可见中层皮膜半透明状，内层皮膜呈棕色，内含颗粒状、粉末状的麝香仁和少量细毛及脱落的内层皮膜（习称“银皮”）；④有特异香气。

麝香仁：①野生品质软，油润，疏松；②其中颗粒状者习称“当门子”；③表面多呈紫黑色，微有麻纹，油润光亮；④气香浓烈而特异。

（13）鹿茸

花鹿茸：依加工方法分：锯茸：①呈圆柱状分枝，具1个分枝者习称“二杠”，主枝习称“大挺”，离锯口约1cm处分出侧枝，习称“门庄”；②具2个分枝者，习称“三岔”。砍茸：①为带头骨的茸，茸形与锯茸相同，亦分二杠或三岔等规格；②二茸相距约7cm，脑骨前端平齐，后端有1对弧形的骨，习称“虎牙”。

马鹿茸：①较花鹿茸粗大，分枝较多，侧枝1个者习称“单门”，2个者习称“莲花”，3个者习称“三岔”，4个者习称“四岔”或更多；②按产地分为“东马鹿茸”和“西马鹿茸”。

东马鹿茸：①“单门”大挺长25~27cm，直径约3cm；②“莲花”大挺长可达33cm，下部有棱筋，锯口面蜂窝状小孔稍大；③“三岔”皮色深，质较老；④“四岔”茸毛粗而稀，大挺下部具棱筋及疙瘩，分枝顶端多无毛，习称“捻头”。

西马鹿茸：①大挺多不圆，长30～100cm，分枝较长且弯曲；②表面有棱，多抽缩干瘪，茸毛粗长；③锯口色较深，常见骨质。

(14) 牛黄

蛋黄：①多呈卵形、类球形；②表面黄红色至棕黄色，有的表面挂有一层黑色光亮的薄膜，习称“乌金衣”，具疣状突起，有的具龟裂纹；③体轻，质酥脆，易分层剥落；④断面金黄色，可见细密的同心层纹；⑤气清香，有清凉感，嚼之易碎，不黏牙；⑥水液使指甲染黄，经久不退，习称“挂甲”。

管黄：①呈管状；②表面不平或有横曲纹，有裂纹及小突起；③断面有较少的层纹，有的中空。

(15) 羚羊角

①呈长圆锥形，略呈弓形弯曲；②类白色或黄白色；③嫩枝对光透视有“血丝”或紫黑色斑纹，光润如玉，老枝则有细纵裂纹；④除尖端部分外，有10～16个隆起环脊，间距约2cm，用手握之，四指正好嵌入凹处；⑤角的基部内有坚硬质重的角柱，习称“骨塞”；⑥全角呈半透明，对光透视，上半段中央有一条隐约可辨的细孔道直通角尖，习称“通天眼”；⑦质坚硬。

3. 矿物类中药的性状特征

外形明显的中药，首先应根据矿物的一般性质进行鉴定，注意观察外形、颜色、硬度、比重、光泽、解理、断口、条痕、质地，还应注意其有无磁性及气味等。粉末状的药材，应仔细观察样品的颜色、质地、气味，有时亦需要核对矿物标本。

(1) 朱砂

①全体呈鲜红色或暗红色，有光泽；②条痕为红色，有金刚光泽，半透明；③质重而脆。

(2) 雄黄

①全体呈深红色或橙红色；②块状者表面以手触之易被染成橙黄色；③断面具树脂光泽或脂肪光泽；④质松易碎，条痕橙黄色；⑤燃之易熔融成红紫色液体，并产生黄白色烟，有强烈蒜臭味。

(3) 赭石

①全体棕红色或铁青色；②一面有圆形乳头状的“钉头”，另一面与突起的相对应处有同样大小的凹窝；③质坚硬，砸碎面断面显层叠状，常有红棕色粉末黏手；④条痕呈樱桃红色。

(4) 石膏

①纤维状的集合体；②全体类白色；③体重，手捻能碎；④纵断面具纤维状纹理，并显绢丝样光泽，指甲可刻划成痕。

(5) 龙骨

龙骨：①呈骨骼状；②表面白色，多较光滑，有的具纵纹裂隙或棕色条纹和斑点；③断面摸之细腻如粉质，在关节处有多数蜂窝状小孔；④吸湿性强，舐之黏舌。

五花龙骨：①全体呈淡灰白色或淡黄色，夹有红、白、黄、蓝、棕、黑或深浅粗细不同的纹理；②表面光滑，略有光泽；③质硬，较酥脆，易片状剥落；④吸湿性强，舐之黏舌。

四、作业

1. 绘制全蝎粉末的显微特征图。

2. 绘制花鹿茸粉末的显微特征图。
3. 写出动物类、矿物类药材的主要性状鉴别特征。

五、思考题

1. 简述花鹿茸和马鹿茸的主要性状区别。
2. 简述蕲蛇、乌梢蛇及金钱白花蛇的主要性状区别。

实验十二　中成药的显微鉴定

一、实验目的

1. 掌握中成药的显微鉴别方法。
2. 掌握六味地黄丸、二妙丸的显微鉴别特征。

二、实验仪器、试剂及材料

1. 实验仪器
显微镜。
2. 试剂
水合氯醛试液。
3. 实验材料
六味地黄丸、二妙丸。

三、实验内容

1. 处方分析

将二妙丸和六味地黄丸处方中的各味原料药按照药用部位分类，将药材的粉末特征列表。

2. 确定易检出显微特征

根据原料药在处方中的剂量、粉碎程度等因素，确定其易检出的显微特征并列表。

3. 确定专属性的鉴别特征

确定专属性的鉴别特征并进行显微分析。

4. 供试品的鉴定

（1）二妙丸的鉴定（图6－41，图6－42）

取供试品1～2粒，研成粉末。取粉末少许，分别制水合氯醛溶液透化片和间苯三酚－浓盐酸溶液染色片，鉴别苍术和黄柏。

黄柏的鉴定：观察黄柏晶纤维的颜色，含晶细胞壁的木化程度，石细胞的形状及颜色，细胞壁等特征。

苍术的鉴定：观察苍术草酸钙针晶的大小及形态。

（2）六味地黄丸的鉴定（图6－43、图6－44、图6－45、图6－46、图6－47、图6－48）

取供试品一丸，切开，用解剖针或镊子在中心处取供试品少许，放于载玻片上，加水研匀，分别用水装片、水合氯醛溶液透化片和间苯三酚－盐酸溶液染色片，鉴别山药、茯苓、熟地黄、牡丹皮、山茱萸、泽泻。

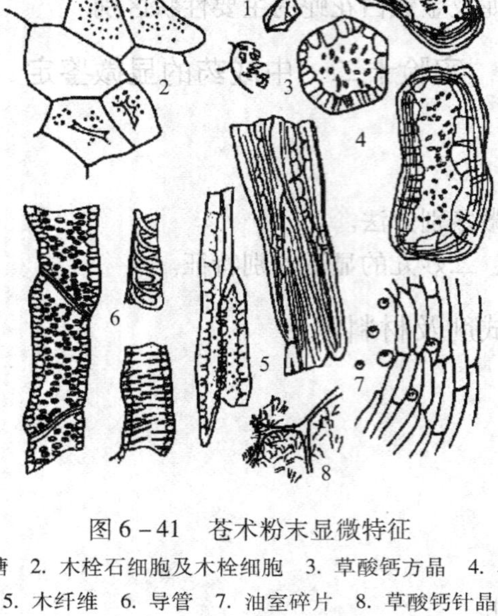

图 6－41　苍术粉末显微特征

1. 菊糖　2. 木栓石细胞及木栓细胞　3. 草酸钙方晶　4. 石细胞
5. 木纤维　6. 导管　7. 油室碎片　8. 草酸钙针晶

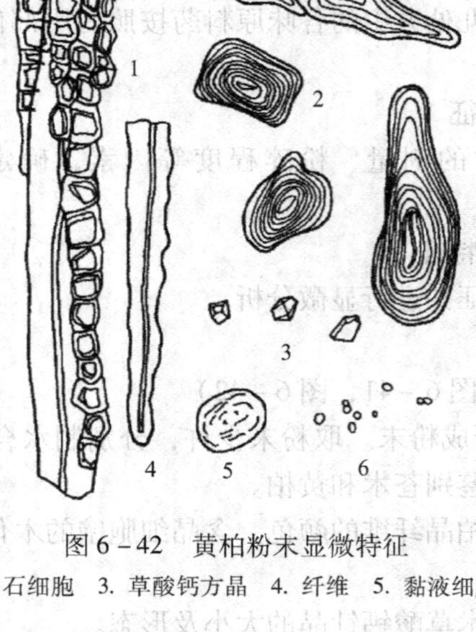

图 6－42　黄柏粉末显微特征

1. 晶纤维　2. 石细胞　3. 草酸钙方晶　4. 纤维　5. 黏液细胞　6. 淀粉粒

山药的鉴定：观察淀粉粒的形状、大小、脐点，草酸钙针晶的分布状态、大小等特征。

茯苓的鉴定：观察无色团块的形状，菌丝的形状、大小、颜色等特征。

熟地黄的鉴定：观察灰棕色至深褐色薄壁细胞的形状、内含物等特征。
牡丹皮的鉴定：观察草酸钙簇晶的分布状态，木栓细胞的形状和颜色等特征。
山茱萸的鉴定：观察橙黄色果皮表皮细胞的形状、细胞壁等特征。
泽泻的鉴定：观察有椭圆形纹孔并集成纹孔群的薄壁细胞的形状、颜色等特征。

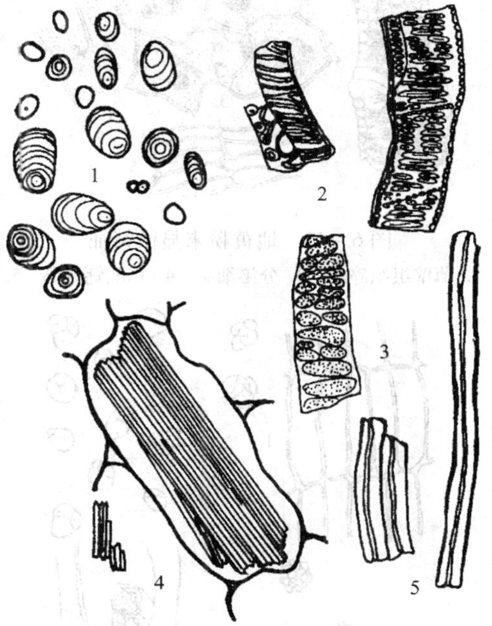

图 6－43　山药粉末显微特征

1. 淀粉粒　2. 导管　3. 筛管　4. 草酸钙针晶　5. 纤维

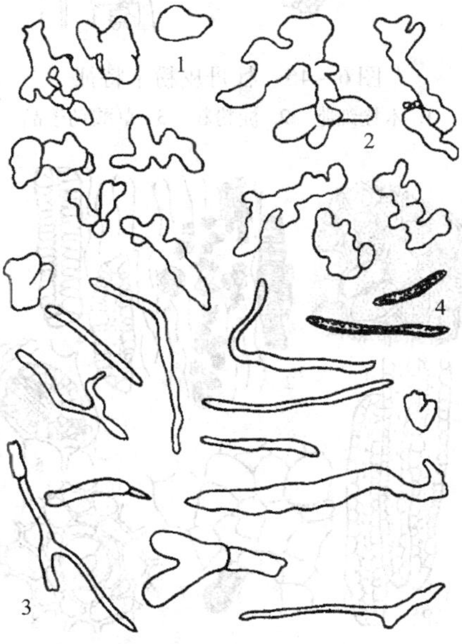

图 6－44　茯苓粉末显微特征

1. 分枝状团块　2. 颗粒状团块　3. 无色菌丝　4. 棕色菌丝

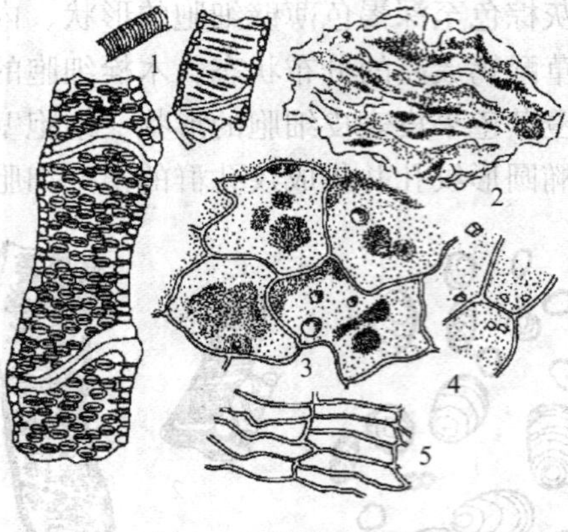

图 6－45　地黄粉末显微特征

1. 导管　2. 薄壁组织碎片　3. 分泌细胞　4. 草酸钙方晶　5. 木栓细胞

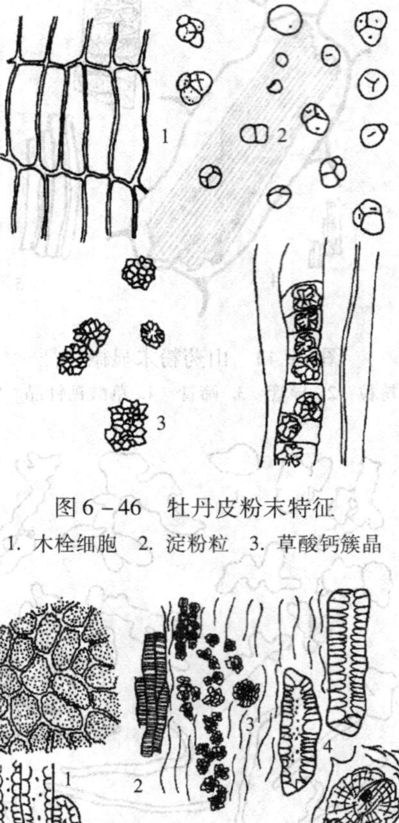

图 6－46　牡丹皮粉末特征

1. 木栓细胞　2. 淀粉粒　3. 草酸钙簇晶

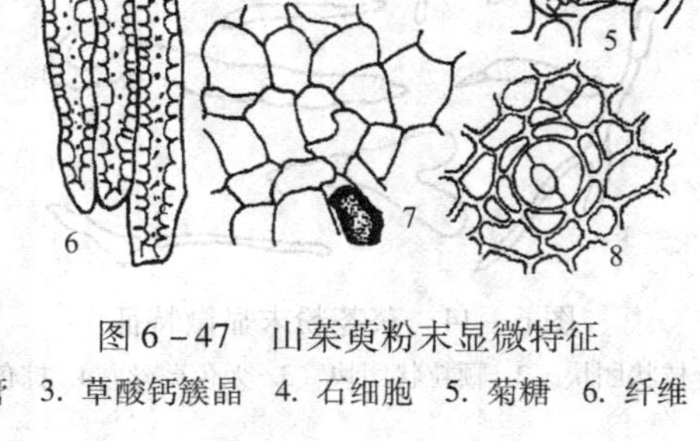

图 6－47　山茱萸粉末显微特征

1. 果皮表皮碎片　2. 导管　3. 草酸钙簇晶　4. 石细胞　5. 菊糖　6. 纤维　7. 内果皮细胞　8. 气孔

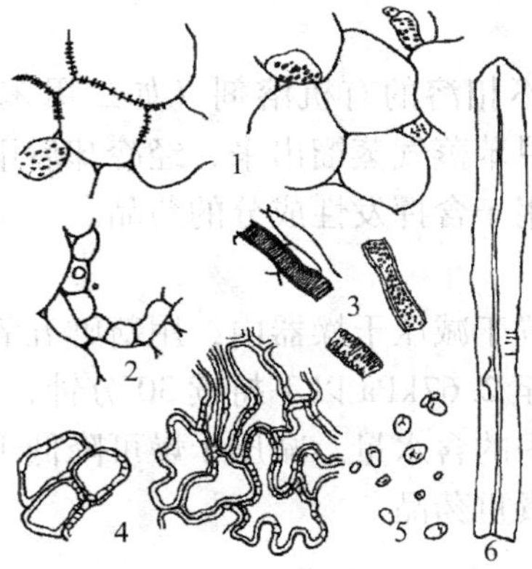

图6－48　泽泻粉末显微特征

1. 薄壁细胞　2. 油室碎片　3. 导管　4. 内皮层细胞　5. 淀粉粒　6. 纤维

四、作业

1. 描述二妙丸的显微鉴别特征并绘图。
2. 描述六味地黄丸的显微鉴别特征并绘图。

五、思考题

1. 简述中成药显微鉴定的基本步骤。
2. 简述二妙丸和六味地黄丸的显微鉴别特征。

第三节　综合性和设计性实验

实验一　中药的水分、灰分、浸出物及挥发油的测定

一、实验目的

掌握中药水分、灰分、浸出物及挥发油的测定方法。

二、实验原理

1. 水分测定

中药中含有过量的水分，易导致其霉烂变质或使有效成分分解，还会影响实际用量而不能达到治疗目的。测定用的供试品，一般先破碎成直径不超过3mm的颗粒或碎片；直径和长度在3mm以下的可不破碎；减压干燥法需通过二号筛。中药的水分测定方法有下列四种。

（1）烘干法

烘干法又称“干燥失重法”，是指供试品在规定条件下通过干燥，根据供试品减失的重量，计算供试品中含水量。减失的重量主要指水分，也包括挥发性物质。本法适用于不含或少含挥发性成分的药品。

（2）甲苯法

甲苯法是将供试品与水不相溶的有机溶剂（如二甲苯、甲苯等）相混合，利用蒸馏的方法使供试品的水分随甲苯蒸气蒸馏出来，经冷却后甲苯和水互相分离，直接读取供试品的水分含量。本法适用于含挥发性成分的药品。

（3）减压干燥法

减压干燥法是将供试品置于减压干燥器内，用新鲜五氧化二磷作为干燥剂吸收供试品的水分，减压干燥（减压至2.67kPa以下持续30分钟，室温放置24小时）后，迅速精密称定重量，计算供试品中的含水量。减压干燥可降低干燥温度和缩短干燥时间。本法适用于含有挥发性成分的贵重药品。

（4）气相色谱法

气相色谱法用直径为0.18～0.25mm的二乙烯苯－乙基乙烯苯型高分子多孔小球作为载体，柱温为140℃～150℃，用热导检测器检测。用无水乙醇作溶剂，使供试品中的水分汽化后进入色谱柱得到分离。但色谱条件必须符合以下要求：即用水峰计算的理论塔板数应大于3000，用乙醇峰计算的理论塔板数应大于200；水和乙醇两峰的分离度应大于2；将无水乙醇进样5次，水峰面积的相对标准偏差不得大于2.0%。含水量的计算采用外标法。但无水乙醇作为溶剂，含水量约3%，需要扣除。

2. 灰分测定

总灰分是将中药粉碎加热，高温炽灼至灰化，则细胞的组织及其内含物的无机物成为灰分而残留。酸不溶性灰分是指总灰分加入稀酸溶液后的不溶性灰分，即主要是不溶于稀盐酸溶液的砂石、泥土等硅酸盐类化合物。各种中药的灰分应在一定范围以内，所测灰分数值高于正常范围时，说明有其他无机物污染或掺杂。

3. 浸出物测定

中药中的某些成分在水、不同浓度的醇溶液中，在一定的条件下，其浸出物的含量大致有一定的范围。本法适用于有效成分尚不清楚或有效成分尚无精确定量方法的中药，测定其浸出物的含量，可初步衡量其质量优劣。浸出物的含量是考察中药质量的指标之一。

4. 挥发油的含量测定

利用中药中所含挥发油成分能与水蒸气同时蒸馏出来的性质，在特制的挥发油测定器中测定其含量。挥发油测定法分为甲法和乙法，甲法适用于测定相对密度在1.0以下的挥发油。乙法适用于测定相对密度在1.0以上的挥发油。

三、实验仪器、试剂及材料

1. 实验仪器

分析天平、扁形称量瓶、水分测定装置、干燥箱、干燥器、电热套、烧杯、试管、量筒、粉碎机、培养皿、坩埚、马福炉、表面皿、滤纸、漏斗、水浴锅、烧杯、锥形瓶、冷凝管、吸管、试管、挥发油测定器、圆底烧瓶。

2. 试剂

甲苯、二甲苯、亚甲蓝、10%硝酸铵溶液、稀盐酸溶液、乙醇、二甲苯。

3. 实验材料

黄芩、肉桂、生地黄、秦艽、小茴香等药材。

四、实验内容

1. 水分的测定

（1）黄芩的水分测定（烘干法）

取黄芩药材粉末2～5g，平铺于干燥至恒重的扁形量瓶中，厚度不超过5mm，疏松供试品不超过10mm，精密称定，打开瓶盖在100℃～105℃干燥5小时，将瓶盖盖好，移置干燥器中，冷却30分钟，精密称定，再在上述温度干燥1小时，冷却，称重，至连续两次称重的差异不超过5mg为止。根据减失的重量，计算供试品中含水量（%）。黄芩的含水量不得超过12%。

（2）肉桂的水分测定（甲苯法）

水分测定装置的安装，如图6－49。A为500mL的短颈圆底烧瓶；B为水分测定管；C为直形冷凝管，外管长40cm。使用前，全部仪器应清洁，并置烘箱中烘干。

取肉桂药材颗粒20g（约相当于含水量1～4mL），精密称定，置A瓶中，加甲苯约200mL，必要时加入干燥、洁净的沸石或玻璃珠数粒，将仪器各部分连接，自冷凝管顶端加入甲苯，至充满B管的狭细部分。将A瓶置电热套中或用其他适宜方法缓缓加热，待甲苯开始沸腾时，调节温度，使每秒钟馏出2滴。待水分完全馏出，即测定管刻度部分的水量不再增加时，将冷凝管内部先用甲苯冲洗，再用饱蘸甲苯的长刷或其他适宜的方法，将管壁上附着的甲苯推下，继续蒸馏5分钟，放冷至室温，拆卸装置，如有水黏附在B管的管壁上，可用蘸甲苯的铜丝推下，放置，使水分与甲苯完全分离（可加亚甲蓝粉末少量，使水染成蓝色，以便分离观察）。检读水量并计算供试品中的含水量（%）。肉桂的含水量不得超过15%。

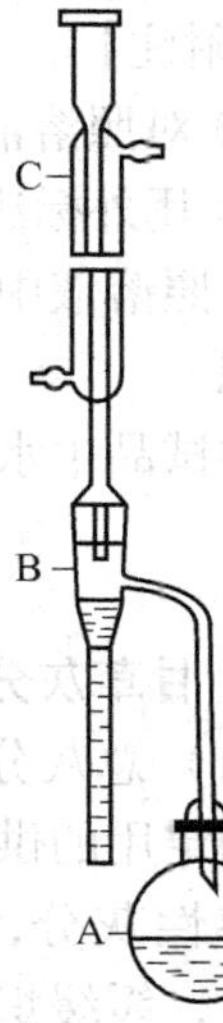

图6－49　甲苯法水分测定装置

【附注】用化学纯甲苯直接测定，必要时甲苯可先加水少量，充分振摇后放置，将水层分离弃去，经蒸馏后使用。

（3）减压干燥法

取直径12cm左右的培养皿，加入五氧化二磷干燥剂适量，使铺成0.5～1cm的厚度，放入直径30cm的减压干燥器中。

取供试品2～4g，混合均匀，分取约0.5～1g，置已在供试品同样条件下干燥并称重的称量瓶中，精密称定，打开瓶盖，放入上述减压干燥器中，减压至2.67kPa（20mmHg）以下持续半小时，室温放置24小时。在减压干燥器出口连接无水氯化钙干燥管，打开活塞，待内外压一致，关闭活塞，打开干燥器，盖上瓶盖，取出称量瓶迅速精密称定重量，计算供试品中的含水量（%）。

五氧化二磷和无水氯化钙为干燥剂，干燥剂应及时更换。

（4）气相色谱法

色谱条件与系统适用性试验：用直径为0.18～0.25mm的二乙烯苯－乙基乙烯苯型高分子多孔小球作为载体，柱温为140℃～150℃，热导检测器检测。注入无水乙醇，照气相色谱法（《中国药典》2015版四部附录0521）测定，应符合下列要求：

① 理论板数按水峰计算应大于3000，理论板数按乙醇峰计算应大于200。

② 水和乙醇两峰的分离度应大于 2。

③ 用无水乙醇进样 5 次，水峰面积的相对标准偏差不得大于 3.0%。

对照溶液的制备：取纯化水约 0.2g，精密称定，置 25mL 量瓶中，加无水乙醇至刻度，摇匀，即得。

供试品溶液的制备：取辛夷适量（含水量约 0.2g），剪碎或研细，精密称定，置具塞锥形瓶中，精密加入无水乙醇 50mL，密塞，混匀，超声处理 20 分钟，放置 12 小时，再超声处理 20 分钟，密塞，混匀，待澄清后倾取上清液，即得。

测定：取无水乙醇、对照溶液及供试品溶液各 1 ~ 5μL，注入气相色谱仪，测定，即得。

【附注】

① 对照溶液与供试品溶液的配制须用新开启的同一瓶无水乙醇。

② 用外标法计算供试品中的含水量。计算时应扣除无水乙醇中的含水量，方法如下：

对照溶液中实际加入的水的峰面积 = 对照溶液中总水峰面积 - K × 对照溶液中乙醇峰面积

供试品中水的峰面积 = 供试品溶液中总水峰面积 - K × 供试品溶液中乙醇峰面积

$$K = \frac{\text{无水乙醇中水峰面积}}{\text{无水乙醇中乙醇峰面积}}$$

2. 甘草灰分的测定

（1）总灰分测定

测定用的供试品须粉碎，使能通过二号筛，混合均匀后，取甘草 2 ~ 3g（如须测定酸不溶性灰分，可取供试品 3 ~ 5g），置炽灼至恒重的坩埚中，称定重量（准确至 0.01g），缓缓炽热，注意避免燃烧，至完全炭化时，逐渐升高温度至 500℃ ~ 600℃，使完全灰化并至恒重。根据残渣重量，计算供试品中总灰分的含量（%）。

如供试品不易灰化，可将坩埚放冷，加热水或 10% 硝酸铵溶液 2mL，使残渣湿润，然后置水浴上蒸干，残渣照前法炽灼，至坩埚内容物完全灰化。

（2）酸不溶性灰分测定

取甘草的总灰分，在坩埚中小心加入稀盐酸约 10mL，用表面皿覆盖坩埚，置水浴上加热 10 分钟，表面皿用热水 5mL 冲洗，洗液并入坩埚中，用无灰滤纸滤过，坩埚内的残渣用水洗于滤纸上，并洗涤至洗液不显氯化物反应为止。滤渣连同滤纸移置同一坩埚中，干燥，炽灼至恒重。根据残渣重量，计算供试品中酸不溶性灰分的含量（%）。

3. 浸出物的测定

（1）水溶性浸出物的测定

测定用的供试品需粉碎，使能通过二号筛，并混合均匀。

冷浸法：取生地黄粉末约 4g，精密称定，置 250 ~ 300mL 的锥形瓶中，精密加水 100mL，密塞，冷浸，前 6 小时内时时振摇，再静置 18 小时，用干燥滤器迅速滤过，精密量取续滤液 20mL，置已干燥至恒重的蒸发皿中，在水浴上蒸干后，于 105℃ 干燥 3 小时，置干燥器中冷却 30 分钟，迅速精密称定重量。除另有规定外，以干燥品计算供试品中水溶性浸出物的含量（%）。生地黄的水溶性浸出物不得少于 65%。

热浸法：取灵芝粉末约 2 ~ 4g，精密称定，置 100 ~ 250mL 的锥形瓶中，精密加水 50 ~ 100mL，密塞，称定重量，静置 1 小时后，连接回流冷凝管，加热至沸腾，并保持微沸1小时。放冷后，取下锥形瓶，密塞，再称定重量，用水补足减失的重量，摇匀，用干燥滤器滤过，精密量取滤液25mL，置已干燥至恒重的蒸发皿中，在水浴上蒸干后，于105℃干燥3小时，置干燥器中冷却30分钟，迅速称定重量。除另有规定外，以干燥品计算供试品中水溶性浸出物的含量（%）。

（2）秦艽的醇溶性浸出物测定法

照水溶性浸出物测定法测定。除另有规定外，以规定浓度的乙醇代替水为溶剂。

取秦艽粉末约4g，精密称定，置100～250mL的锥形瓶中，精密加乙醇100mL，密塞，称定重量，静置1小时后，连接回流冷凝管，加热至沸腾，并保持微沸1小时。放冷后，取下锥形瓶，密塞，再称定重量，用乙醇补足减失的重量，摇匀，用干燥滤器滤过，精密量取滤液25mL，置已干燥至恒重的蒸发皿中，在水浴上蒸干后，于105℃干燥3小时，置干燥器中冷却30分钟，迅速称定重量。除另有规定外，以干燥品计算供试品中醇溶性浸出物的含量（%）。秦艽的醇溶性浸出物不得少于24.0%。

（3）挥发性醚浸出物测定法

取供试品（过四号筛）2～5g，精密称定，置五氧化二磷干燥器中干燥12小时，置索氏提取器中，加乙醚适量，除另有规定外，加热回流8小时，取乙醚液，置干燥至恒重的蒸发皿中，放置，挥去乙醚，残渣置五氧化二磷干燥器中干燥18小时，精密称定，缓缓加热至105℃，并于105℃干燥至恒重。其减失重量即为挥发性醚浸出物的重量。

4. 小茴香挥发油的测定

测定用的供试品，除另有规定外，须粉碎使能通过二号至三号筛，并混合均匀。

仪器装置如图6－50。A为1000mL（或500mL、2000mL）的硬质圆底烧瓶，上接挥发油测定器B，B的上端连接回流冷凝管C。以上各部均用玻璃磨口连接。测定器B应具有0.1mL的刻度。全部仪器应充分洗净，并检查接合部分是否严密，以防挥发油逸出。

甲法：取小茴香粉末约50g（约相当于含挥发油0.5～1.0mL），称定重量（准确至0.01g），置烧瓶中，加水300～500mL（或适量）与玻璃珠数粒，振摇混合后，连接挥发油测定器与回流冷凝管。自冷凝管上端加水使充满挥发油测定器的刻度部分，并溢流入烧瓶时为止。置电热套中或用其他适宜方法缓缓加热至沸，并保持微沸约5小时，至测定器中油量不再增加，停止加热，放置片刻，开启测定器下端的活塞，将水缓缓放出，至油层上端到达刻度0线上面5mm处为止。放置1小时以上，再开启活塞使油层下降至其上端恰与刻度线平齐，读取挥发油量，并计算供试品中挥发油的含量（%）。小茴香挥发油的含量不得低于1.5%。

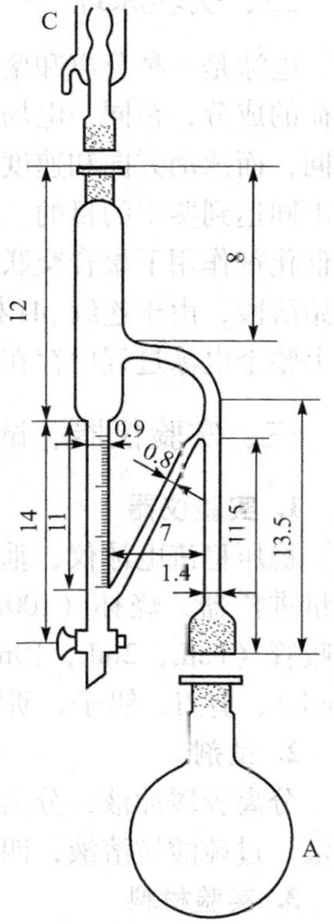

图6－50　挥发油测定装置

乙法：取水约300mL与玻璃珠数粒，置烧瓶中，连接挥发油测定器。自测定器上端加水使充满刻度部分，并溢流入烧瓶时为止，再用移液管加入二甲苯

1mL，然后连接回流冷凝管。将烧瓶内容物加热至沸腾，并继续蒸馏，其速度以保持冷凝管的中部呈冷却状态为度，30分钟后停止加热，放置15分钟以上，读取二甲苯的容积，然后照甲法测定，自油层量中减去二甲苯量，即为挥发油量，再计算供试品中挥发油的含量（%）。

注意：装置中挥发油测定器的支管分岔处应与基准线平行。

五、作业

简述实验步骤，记录和分析实验结果，根据实验结果确定供试品是否符合药品标准。

六、思考题

1. 简述中药水分、灰分、浸出物和挥发油测定的基本步骤和方法。

2. 黄芩、肉桂的水分，甘草的灰分，生地黄、秦艽的浸出物，小茴香的挥发油等指标是否符合标准？如不符合标准，试分析其原因？

实验二 中药的电泳鉴定

一、实验目的

1. 掌握电泳法鉴定中药的基本理论、基本方法和基本技术。

2. 掌握常用中药电泳鉴别的特征。

二、实验原理

电泳是一种分离和鉴定混合物中带电离子的技术。本实验是利用中药含有蛋白质带电荷的成分，在同一电场作用下，由于各组分所带电荷的性质、电荷数目以及分子质量不同，而泳动方向和速度不同，在一定时间内，各成分的泳动率不同，结合谱带数和染色不同达到鉴定的目的。聚丙烯酰胺凝胶电泳是由丙烯酰胺和N,N－亚甲基双丙烯酰胺在催化剂作用下聚合交联成三维网状结构的凝胶，并以此为支持物的电泳技术。在电泳开始阶段，由于连续pH梯度作用，将供试品压缩成1条狭窄的区带（浓缩效应），再加上整个电泳过程中存在的分子筛效应和电荷效应，从而提高供试品的分离效果。

三、实验仪器、试剂及材料

1. 实验仪器

稳压稳流电泳仪、垂直板电泳槽、恒温培养箱、离心机、分析天平、真空干燥器、微量进样器、烧杯（100mL，500mL，1000mL）、量筒（10mL，100mL，1000mL）、刻度吸管（1mL，2mL，10mL）、试管、离心管、大培养皿、玻璃注射器（5mL，10mL，20mL）、剪刀、镊子、研钵、滤纸、粉碎机等。

2. 试剂

分离胶缓冲液，分离胶贮液，浓缩胶缓冲液，浓缩胶贮液，电极缓冲液，40%蔗糖溶液，过硫酸铵溶液，四甲基乙二胺，溴酚蓝指示剂，考马斯亮蓝染色液，脱色液等。

3. 实验材料

苦杏仁、桃仁、小茴香、葶苈子药材饮片。

四、实验内容

1. 聚丙烯酰胺凝胶电泳的基本方法

（1）供试品溶液的制备

取纯净的供试品约 1g，加入稀释 4 倍的浓缩胶缓冲液（或电极缓冲液、稀醇液等）0.5～1mL，研磨成匀浆，3500rpm 离心 15 分钟，取上清液加等体积的 40% 蔗糖溶液，4℃保存，供点样用。

（2）电泳槽的安装

垂直板电泳槽的式样很多，目前流行的是用有机玻璃做的由两个半槽组成的方形或长方形电泳槽。两半槽之间夹着凝胶模子，模子的两侧形成正负两个槽，供装电极缓冲液用。凝胶模子由两块玻璃装入 1 个塑料或硅酮橡胶的夹套内构成。

玻璃板先用热的去污剂轻轻擦洗或用洗液浸泡，然后用水冲洗干净，最后用蒸馏水冲洗，直立干燥，禁止用手接触洁净的玻璃板面。手持玻璃板两边，将两块玻璃板装入夹套内，然后垂直地放入两半槽之间，长螺杆固定。上螺丝时，要按顺序逐步拧紧，均匀用力。

电泳槽装好后，将琼脂熔化，放冷后注入正极槽的小池内，使在凝胶模子的下部凝结成约 5mm 厚的琼脂层。

（3）分离胶与浓缩胶的制备

将分离胶缓冲液、分离胶贮液、过硫酸铵溶液、蒸馏水按 1∶2∶1∶4 的比例（V/V）混合，配成分离胶液 15mL；将浓缩胶缓冲液、浓缩胶贮液、过硫酸铵溶液、40% 蔗糖溶液按 1∶2∶1∶4 的比例（V/V）混合，配成浓缩胶液 4mL。将配好的两种胶液及 20～50mL 新鲜蒸馏水置真空干燥器内抽气 20 分钟。

分离胶液中加入四甲基乙二胺 30μL，混匀，立即缓缓注入已安装好的凝胶模子中，注意防止气泡。分离胶液上覆盖约 3mm 厚的蒸馏水，静置 1 小时以上，待分离胶与水层间界面清晰时，用滤纸条小心吸净水层。插上电泳槽模板，使其底部距分离胶上层约 1cm。向浓缩胶液中加入四甲基乙二胺 15μL，混匀后注入凝胶模子中，静置 30 分钟，浓缩胶变为乳白色，垂直向上小心取出电泳槽模板。向正负电极槽内加入电极缓冲液共约 800mL。两槽内液面介于高低玻璃板之间。

（4）点样

用微量移液器吸取供试品溶液 20～40μL，注入电泳槽底部即可。

（5）电泳

将正负极电泳槽分别与电泳仪的正负极相连，在负极槽电极缓冲液中加溴酚蓝指示剂 1～2 滴，打开电源，开始电泳。电泳采用稳流控制，开始时电流 15mA，当样品进入分离胶后，电流 25mA。为防止温度过高，可将电泳槽放在冰箱内。当溴酚蓝前沿行至距琼脂层约 1cm 时，停止电泳，整个过程约需 3 小时。

（6）染色与保存

打开电泳槽，取出胶板，标记前沿。将凝胶板浸于考马斯亮蓝 R_{250} 染色液内，37℃染色 1 小时。染色后用蒸馏水冲去凝胶表面附着的染料，再用脱色液脱色。经常更换脱色液，直到背景清晰为止。凝胶板可放入脱色液中长期保存。

2. 常用中药的电泳鉴定

（1）苦杏仁与桃仁

供试品溶液的制备：分取供试品粉末各约 1.0g，分别加入 25% 浓缩胶缓冲液 1mL，超声提取 30 分钟，3500rpm 离心 20 分钟，吸取上清液，加入 40% 蔗糖溶液（1∶1），混匀，备用。

电泳方法：吸取上述两种溶液各 20μL，分别点样于同一聚丙烯酰胺凝胶胶片上，用溴酚蓝示踪，电泳（初始电流 15mA，稳流 25mA），取出胶片，用考马斯亮蓝 R_{250} 溶液染色，脱色至谱带清晰。

结果：苦杏仁有 3 个特征性主谱带，与桃仁有明显的区别。

（2）小茴香与莳萝子

供试品溶液的制备：取小茴香粉末约 1.0g，加入 25% 浓缩胶缓冲液 1mL，超声提取 30 分钟，3500rpm 离心 20 分钟，吸取上清液，加入 40% 蔗糖溶液（1∶1），混匀，备用。取莳萝子同上法制备。

电泳方法：吸取上述 2 种溶液各 20μL，分别点样于同一聚丙烯酰胺凝胶胶片上，用溴酚蓝示踪，电泳（初始电流 15mA，稳流 25mA），取出胶片，用考马斯亮蓝 R_{250} 溶液染色，脱色至谱带清晰。

结果：小茴香与莳萝子比较，具有 4 个特征性谱带。

五、作业

记录实验结果并进行分析，绘制各供试品电泳图谱。

六、思考题

1. 简述用聚丙烯酰胺凝胶电泳鉴定中药的实验步骤和实验方法。
2. 简述常用中药电泳鉴定的主要特征。

实验三　蕲蛇、乌梢蛇和金钱白花蛇的 PCR 鉴定

一、实验目的

掌握蕲蛇、乌梢蛇和金钱白花蛇的 PCR 鉴定方法。

二、实验原理

PCR 为聚合酶链式反应（Polymerase Chain Reaction）的简称，是体外酶促合成特异 DNA 片段的一种方法，由高温变性、低温退火及适温延伸等几步反应组成一个周期，循环进行，使目的 DNA 得以迅速扩增，具有特异性强、灵敏度高、操作简便、省时等特点。本法适用于乌梢蛇、蕲蛇、金钱白花蛇饮片的检测，可用于鉴别乌梢蛇、蕲蛇和金钱白花蛇饮片的真伪。

三、实验仪器、试剂及材料

1. 实验仪器

通用实验室仪器设备、PCR 扩增仪、电泳系统、凝胶成像系统或照相系统、离心机

（转速达到10000rpm/min）、重蒸馏水仪、液氮、研钵。

2. 试剂

① DNA提取试剂盒：Promega公司Wizard SV Genomic DNA Purification System或上海生工生物工程有限公司UNIQ－10柱式动物基因组DNA抽提试剂盒。

② 蛋白酶K（Proteinase K）：Promega公司产品或其他同类产品。

③ PCR反应试剂盒：包括Taq DNA聚合酶（5U/μL）、四种脱氧核糖核苷酸（dATP，dCTP，dGTP，dTTP）混合溶液、10×PCR缓冲液（含Mg^{2+} 25mmol/L）。大连宝生物工程公司Takara Ex Taq产品或其他同类高保真DNA Taq酶。

④ 0.5mol/L乙二胺四乙酸二钠盐（EDTA）溶液：将186.1g二水乙二胺四乙酸二钠（EDTA－2Na·$2H_2O$），加入800mL水中，在磁力搅拌器上剧烈搅拌。用氢氧化钠调节溶液的pH值至8.0（约需氢氧化钠20g），定容至1000mL。分装后高压蒸汽灭菌。

⑤ 琼脂糖：Agarose I上海生工生物工程有限公司（A0710）产品或其他同类产品。

⑥ 电泳缓冲液：称取Tris碱242g，冰乙酸57.1mL，0.5mol/L EDTA100mL，调节pH至8.0，定容至1000mL。使用时稀释50倍使用。

⑦ GelRed TM核酸凝胶染色剂：Biotium公司生产。

⑧ DNA分子量标记物（DNA Molecular Weight Marker）：DNA marker（100bp DNA ladder），上海生工生物工程有限公司生产，或其他同类产品。

⑨ 加样缓冲液：称取溴酚蓝250mg，加水10mL，在室温下溶解，过夜；再称取二甲苯腈蓝250mg，用10mL水溶解；称取蔗糖50g，用30mL水溶解，合并三种溶液，用水定容至100mL，在4℃中保存。

⑩ 引物

蕲蛇引物：5′GGCAATTCACTACACAGCCAACATCAACT3′
　　　　　5′CCATAGTCAGGTGGTTAGTGATAC3′

乌梢蛇引物：5′GCGAAAGCTCGACCTAGCAAGGGGACCACA3′
　　　　　　5′CAGGCTCCTCTAGGTTGTTATGGGGTACCG3′

金钱白花蛇引物：5′GCGAAAGCTCGACCTAGCAAGGGGACCACA3′
　　　　　　　　5′CAGGCTCCTCTAGGTTGTTATGGGGTACCG3′

引物溶液：引物由专业生物公司合成，纯度级别为PAGE级。用无菌双蒸水分别将上述引物稀释到10μmol/L，开盖前10000rpm/min离心1分钟。

3. 实验材料

乌梢蛇、蕲蛇、金钱白花蛇药材饮片。

四、实验内容

1. 模板DNA提取

采用Promega Wizard SV Genomic DNA Purification System试剂盒。

（1）取供试品适量（约0.5g），去除表面污染物，液氮中充分研磨使成粉末，取适量（约0.1g）置1.5mL离心管中。

（2）加入275μL消化液，比例如下：

Nuclei lysis Solution　　　　200μL

0.5M EDTA　　　　　　　　50μL
Proteinase K（20mg/mL）　　20μL
RNaseA Solution　　　　　　5μL
总体积　　　　　　　　　　275μL

① 放置55℃水浴中温育1小时。

② 取出后加入250μL Wizard SV Lysis Buffer，混匀后将溶液全部转移入过滤柱中，10000rpm离心3分钟。

③ 弃掉过滤液，加入800μL洗脱液，10000rpm离心1分钟。

④ 弃掉过滤液，反复清洗3次，每次10000rpm离心1分钟。

⑤ 弃掉最后一次过滤液后再离心2分钟，将过滤柱转移入新的离心管中，加入100μL无菌双蒸水，室温放置2分钟后10000rpm离心2分钟。

⑥ 滤液-20℃保存备用。

2. PCR反应与凝胶成像分析

（1）配制PCR反应体系

在冰上溶解10×PCR缓冲液、dNTP和引物，并配制下列反应体系。其中Taq DNA聚合酶临用时取出，避免反复冻溶。

在200μL PCR反应管中依次加入：

10×PCR缓冲液　　　2.5μL
dNTP（2.5mM）　　　2μL
引物（10μM）　　　0.5μL
Taq DNA聚合酶（Takara公司，ExTaq 5U/μL）　0.2μL
模板（约100ng）　　0.5μL
无菌双蒸水　　　　19.3μL
总体积　　　　　　25μL

（2）PCR反应参数

以4000rpm离心10秒后，将PCR管插入PCR仪中，进行如下反应：

乌梢蛇、蕲蛇：

95℃预变性5分钟
95℃　30秒
63℃　45秒　｝30个循环
72℃后延伸5分钟。

金钱白花蛇：

95℃　预变性5分钟
95℃　30秒
55℃　45秒　｝30个循环
72℃后延伸5分钟

PCR反应完成后，对反应产物进行电泳检测或在4℃保存。

（3）对照PCR的选择和建立

在试样PCR反应的同时，应设置阳性对照、阴性对照和空白对照。

阳性对照是指用经过中国药品生物制品检定研究院鉴定的正品药材提取的DNA作为PCR反应的模板；阴性对照是指用相应的伪品金钱白花蛇（赤练蛇）、伪品乌梢蛇（灰鼠蛇）、伪品蕲蛇（眼镜蛇）提取的DNA作为PCR反应的模板；空白对照是指用无菌双蒸水作为PCR反应体系的DNA模板。上述对照PCR反应体系中，除模板外其余组分相同。

（4）电泳检测

将适量的琼脂糖加入1×TAE缓冲液中，加热将其溶解，配制成琼脂糖浓度为1.5%的溶液，然后按每100mL琼脂糖溶液中加入10μL GelRed TM溶液的比例，加入GelRed TM溶液，混匀后将其倒入制胶器中，室温下凝固成凝胶后，取出胶板，放入盛有1×TAE缓冲液的电泳槽中。在每个泳道中加入8μL的PCR产物（与2μL加样缓冲液混合），其中一个泳道中加入DNA分子量标记，接通电源按5V/cm恒压进行电泳20分钟，电泳结束后，将凝胶置于凝胶成像仪上或紫外透射仪上成像。

（5）凝胶成像分析

电泳结束后，将琼脂糖凝胶置于凝胶成像仪上或紫外透射仪上成像。根据DNA分子量标记判断扩增出的目的条带的大小，将电泳结果形成电子文件存档或用照相系统拍照。

（6）结果判断

在阴性对照和空白未出现条带，阳性对照出现预期大小的扩增条带情况下，如试样出现相应大小扩增带，则可判定该试样为阳性结果。

乌梢蛇：300～400bp（350bp）。

蕲蛇：200～300bp（291bp）。

金钱白花蛇：500～600bp（507bp）。

如待测样品未出现相应大小的扩增条带，则该样品可判断为伪品。

五、作业

记录实验结果并进行分析，绘制电泳图谱。

六、思考题

1. 简述蛇类中药PCR鉴定方法和实验步骤，影响实验结果的因素。
2. 简述蕲蛇、乌梢蛇和金钱白花蛇的PCR鉴定特征。

实验四　中药材（饮片）的品质鉴定

一、实验目的

1. 掌握中药材（饮片）姜黄的品质鉴定内容及实验方法。
2. 掌握中药薄层鉴定的基本方法与技术。
3. 掌握高效液相色谱法测定药材含量的基本方法。

二、实验原理

中药材的品质鉴定（质量评价）是以中药材质量标准为依据，对市售药材的质量进行检测和分析，从而判断其是否符合相关药材（饮片）标准。中药材质量标准包括名称、来源、性状、鉴别、检查、浸出物测定、含量测定、炮制、功能与主治、用法与用量、禁忌、注意事项及贮藏等内容。

三、实验仪器、试剂及材料

1. 实验仪器

高效液相色谱仪、水分测定仪、挥发油测定仪、紫外分析仪、电热套、显微镜、载玻片、盖玻片、坩埚、表面皿、锥形瓶、冷凝管、蒸发皿、干燥器、量瓶等。

2. 试剂

亚甲蓝粉末、10%硝酸铵溶液、稀盐酸、稀乙醇、乙腈、4%冰醋酸溶液、甲醇、水合氯醛等。

3. 实验材料

姜黄（药材、饮片及粉末）、姜黄永久制片、玻璃珠、硅胶G薄层板、姜黄素对照品。

四、实验内容

1. 来源

本品为姜科植物姜黄 *Curcuma longa* L. 的干燥根茎。冬季茎叶枯萎时采挖，洗净，煮或蒸至透心，晒干，除去须根。

2. 药材性状

本品呈不规则卵圆形、圆柱形或纺锤形，常弯曲，有的具短叉状分枝，长2～5cm，直径1～3cm。表面深黄色，粗糙，有皱缩纹理和明显环节，并有圆形分枝痕及须根痕。质坚实，不易折断，断面棕黄色至金黄色，角质样，有蜡样光泽，内皮层环纹明显，维管束呈点状散在。气香特异，味苦、辛。

饮片本品为不规则或类圆形的厚片。外表皮深黄色，有时可见环节。切面棕黄色至金黄色，角质样，内皮层环纹明显，维管束呈点状散在。气香特异，味苦、辛。

3. 鉴别

① 姜黄横切面表皮细胞扁平，壁薄。皮层宽广，有叶迹维管束；外侧近表皮处有6～8列木栓细胞，扁平；内皮层细胞凯氏点明显。中柱鞘为1～2列薄壁细胞；维管束外韧型，散在，近中柱鞘处较多，向内渐减少。薄壁细胞含油滴、淀粉粒及红棕色色素。

② 取姜黄粉末0.2g，加无水乙醇20mL，振摇，放置30分钟，滤过，滤液蒸干，残渣加无水乙醇2mL使溶解，作为供试品溶液。另取姜黄对照药材，同法制成对照药材溶液。再取姜黄对照品，加无水乙醇制成每1mL含0.5mg的溶液，作为对照品溶液。照薄层色谱法试验，吸取上述三种溶液各4μL，分别点于同一硅胶G薄层板上，以三氯甲烷－甲醇－甲酸（96：4：0.7）为展开剂，展开，取出，晾干，分别置日光下及紫外光灯（365nm）下检视。供试品色谱中，在与对照药材色谱及对照品色谱相应的位置上，分别显相同颜色的斑点和荧光斑点。

4. 检查

（1）水分

照水分测定法测定。使用前，全部仪器应清洁，并置烘箱中烘干。

取姜黄粉末（通过三号筛）约20g，精密称定，置A瓶中，加甲苯200mL和玻璃珠数粒，将仪器各部分连接，自冷凝管顶端加入甲苯，至充满B管的狭细部分。将A瓶置电热套中或用其他适宜方法缓缓加热，待甲苯开始沸腾时，调节温度，使每秒钟馏出两滴。待水分完全馏出，即测定管刻度部分的水量不再增加时，将冷凝管内部先用甲苯冲洗，再用饱蘸甲苯的长刷或其他适宜的方法，将管壁上附着的甲苯推下，继续蒸馏5分钟，放冷至室温，拆卸装置，如有水黏附在B管的管壁上，可用蘸甲苯的铜丝推下，放置，使水分与甲苯完全分离（可加亚甲蓝粉末少量，使水染成蓝色，以便分离观察）。检读水量，并计算供试品中的含水量（%）。本品含水量不得过16.0%，饮片含水量不得过13%。

（2）总灰分

总灰分测定：测定用的供试品须粉碎，使能通过二号筛，混合均匀后，取供试品2～3g（如须测定酸不溶性灰分，可取供试品3～5g），置炽灼至恒重的坩埚中，称定重量（准确至0.01g），缓缓炽热，注意避免燃烧，至完全炭化时，逐渐升高温度至500℃～600℃，使完全灰化并至恒重。根据残渣重量，计算供试品中总灰分的含量（%）。

如供试品不易灰化，可将坩埚放冷，加热水或10%硝酸铵溶液2mL，使残渣湿润，然后置水浴上蒸干，残渣照前法炽灼，至坩埚内容物完全灰化。

$$总灰分的百分数(\%) = \frac{残渣重量(g)}{供试品重量(g)} \times 100\%$$

酸不溶性灰分测定：取总灰分，在坩锅中小心加入稀盐酸约10mL，用表面皿覆盖坩锅，置水浴上加热10分钟，表面皿用热水5mL冲洗，洗液并入坩埚中，用无灰滤纸滤过，坩埚内的残渣用水洗于滤纸上，并洗涤至洗液不显氯化物反应为止。滤渣连同滤纸移置同一坩埚中，干燥，炽灼至恒重。根据残渣重量，计算供试品中酸不溶性灰分的含量（%）。

本品总灰分不得过7.0%，酸不溶性灰分不得过1.0%。

（3）浸出物

照醇溶性浸出物测定法测定。

取供试品约2～4g，称定重量，置100～250mL的锥形瓶中，精密加入稀乙醇50～100mL，塞紧，称定重量，静置1小时后，连接回流冷凝管，加热至沸腾，并保持微沸1小时。放冷后，取下锥形瓶，密塞，再称定重量，用稀乙醇补足减失的重量，摇匀，用干燥滤器滤过。精密量取滤液25mL，置已干燥至恒重的蒸发皿中，在水浴上蒸干后，于105℃干燥3小时，置干燥器中冷却30分钟，迅速精密称定重量，除另有规定外，以干燥品计算供试品中醇溶性浸出物的含量（%）。本品含醇溶性浸出物不得少于12.0%。

$$供试品中浸出物含量百分数(\%) = \frac{浸出物重量(g)}{样品重量(g)} \times 100\%$$

5. 含量测定

（1）挥发油

照挥发油测定法测定。

取姜黄20g（约相当于含挥发油0.5～1.0mL），称定重量（准确至0.01g），置烧瓶中，加水300mL与玻璃珠数粒，振摇混合后，连接挥发油测定器与回流冷凝管。自冷凝管上端加水使充满挥发油测定器的刻度部分，并溢流入烧瓶时为止。置电热套中或用其他适宜方法缓缓加热至沸，并保持微沸约5小时，至测定器中油量不再增加，停止加热，放置片刻，再开启测定器下端的活塞，将水缓缓放出，至沿油层上端达0度线上面5mm处为止。放置1小时以上，再开启下端活塞使油层下降至其上端恰与0度线平齐。读取挥发油的量，并计算供试品中挥发油的含量（%）。本品含挥发油不得少于7.0%（mL/g），饮片含挥发油不得少于5%（mL/g）。

$$中药中挥发油含量(\%) = \frac{挥发油量(g)}{样品量(g)} \times 100\%$$

（2）姜黄素

照高效液相色谱法测定。

色谱条件与系统适用性试验：以十八烷基硅烷键合硅胶为填充剂；以乙腈-4%冰醋酸溶液（48∶52）为流动相；检测波长为430nm。理论塔板数按姜黄素峰计算应不低于4000。

对照品溶液的制备：取姜黄素对照品适量，精密称定，加甲醇制成每1mL含10μg的溶液，即得。

供试品溶液的制备：取本品细粉约0.2g，精密称定，置具塞锥形瓶中，精密加入甲醇10mL，称定重量，加热回流30分钟，放冷，再称定重量，用甲醇补足减失的重量，摇匀，离心，精密量取上清液1mL，置20mL量瓶中，加甲醇稀释至刻度，摇匀，即得。

测定法：分别精密吸取对照品溶液与供试品溶液各5μL，注入液相色谱仪，测定，即得。本品按干燥品计算，含姜黄素（$C_{21}H_{20}O_6$）不得少于1.0%。饮片含姜黄素（$C_{21}H_{20}O_6$）不得少于0.90%。

五、作业

1. 计算姜黄的水分含量。
2. 计算姜黄的总灰分和酸不溶灰分含量。
3. 计算姜黄的醇溶性浸出物含量。
4. 计算姜黄的挥发油含量。
5. 计算姜黄中姜黄素的含量。
6. 记录姜黄的薄层鉴别结果。

六、思考题

1. 简述评价中药材（饮片）姜黄品质的方法。
2. 简述影响姜黄药材及饮片品质的因素。

实验五　中成药的质量评价

一、实验目的

1. 掌握中成药的定性鉴别方法。
2. 掌握中成药含量测定的基本方法。
3. 掌握中成药的质量评价方法。

二、实验原理

中成药的质量评价是以中成药质量标准为依据，对市售成方制剂的质量进行检测和分析，从而判断其是否符合相关标准。中成药的质量标准包含处方、制法、鉴别、检查、含量测定、功能与主治、用法与用量、注意、规格、贮藏等内容。

三、实验仪器、试剂及材料

1. 实验仪器

索氏提取器、气相色谱仪、水蒸气蒸馏装置、电热套、显微镜、载玻片、盖玻片、冷凝管、量瓶等。

2. 试剂

乙醚、甲醇、甲苯、三氯甲烷、甲酸乙酯、甲酸、盐酸酸性5%三氯化铁乙醇溶液、茴香醛试液、正十五烷、无水硫酸钠、乙腈、磷酸等。

3. 实验材料

桂枝茯苓胶囊、桂皮醛对照品、丹皮酚对照品、芍药苷对照品、苦杏仁苷对照品、牡丹皮对照药材、白芍对照药材、硅胶G薄层板、硅胶GF_{254}薄层板。

四、实验内容

1. 处方

桂枝240g，茯苓240g，牡丹皮240g，桃仁240g，白芍240g。

2. 制法

以上5味，取茯苓192g，粉碎成细粉；牡丹皮用水蒸气蒸馏，收集蒸馏液，分取挥发性成分，备用；药渣与桂枝、白芍、桃仁及剩余的茯苓用90%乙醇提取两次，合并提取液，回收乙醇至无醇味，减压浓缩至适量；药渣再加水煎煮二次，滤过，合并滤液，减压浓缩至适量，与上述浓缩液合并，与茯苓细粉混匀，干燥，粉碎，加入适量的糊精，制颗粒，干燥，加入牡丹皮挥发性成分，混匀，装入胶囊，制成1000粒，即得。

3. 性状

本品为硬胶囊，内容物为棕黄色至棕褐色的颗粒和粉末；气微香，味微苦。

4. 鉴别

（1）取本品内容物，置显微镜下观察。不规则分枝状团块无色，遇水合氯醛试液溶化；菌丝无色或淡棕色，直径4～6μm。

（2）取本品内容物2g，置索氏提取器中，加乙醚适量，加热回流提取2小时，放冷，滤过，滤液挥干，残渣加甲醇1mL使溶解，作为供试品溶液。另取牡丹皮对照药材1g，同法制成对照药材溶液。照薄层色谱法试验，吸取上述两种溶液各5μL，分别点于同一以羧甲基纤维素钠为黏合剂的硅胶G薄层板上，以甲苯－三氯甲烷－甲酸乙酯－甲酸（5∶6∶6∶3）为展开剂，展开，取出，晾干，喷盐酸酸性5%三氯化铁乙醇溶液，在105℃加热约5分钟。供试品色谱中，在与对照药材色谱相应的位置上，显相同颜色的斑点。

（3）取本品内容物2g，置索氏提取器中，加甲醇适量，加热回流提取2小时，放冷，滤过，滤液回收甲醇至约2mL，作为供试品溶液。另取白芍对照药材1g，同法制成对照药材溶液。照薄层色谱法试验，吸取上述两种溶液各5μL，分别点于同一以羧甲基纤维素钠为黏合剂的硅胶 GF_{254} 薄层板上，以三氯甲烷－甲醇－水（26∶14∶5）的下层溶液为展开剂，展开，取出，晾干，喷以茴香醛试液，在105℃加热约10分钟。供试品色谱中，在与对照药材色谱相应的位置上，显相同颜色的斑点。

（4）取桂皮醛对照品，加50%乙醇制成每1mL含50μg的溶液，作为对照品溶液，照气相色谱法试验，用以5%二苯基、95%二甲基硅氧烷作固定相的毛细管柱（柱长为30m，内径为0.32mm，膜厚度为0.25μm）层析，柱温为150℃。分别吸取对照品溶液和［含量测定］项下的供试品溶液各1μL，注入气相色谱仪。供试品色谱中应呈现与对照品色谱峰保留时间相同的色谱峰。

5. 检查

应符合胶囊项下有关的各项规定。

6. 指纹图谱

照高效液相色谱法测定。

色谱条件与系统适用性试验：以十八烷基硅烷键合硅胶为填充剂；以含0.1%磷酸及50%乙腈的水溶液为流动相A，以含0.1%磷酸及5%乙腈的水溶液为流动相B，梯度洗脱；流速为1mL/min；检测波长为230nm。理论塔板数以参照物（芍药苷）峰计算，应不低于6000。

参照物溶液的制备：取芍药苷对照品适量，精密称定，加甲醇制成每1mL含50μg的溶液，即得。

时间（分钟）	流动相A（%）	流动相B（%）
0～70	0→100	100→0

供试品溶液的制备：取本品内容物适量，混匀，研细，取约0.25g，置具塞锥形瓶中，精密加入甲醇25mL，超声处理（功率720W，频率50kHz）30分钟，滤过，取续滤液，即得。

测定：分别精密吸取参照物溶液和供试品溶液各10μL，注入液相色谱仪，记录色谱图，即得（见图6－51）。

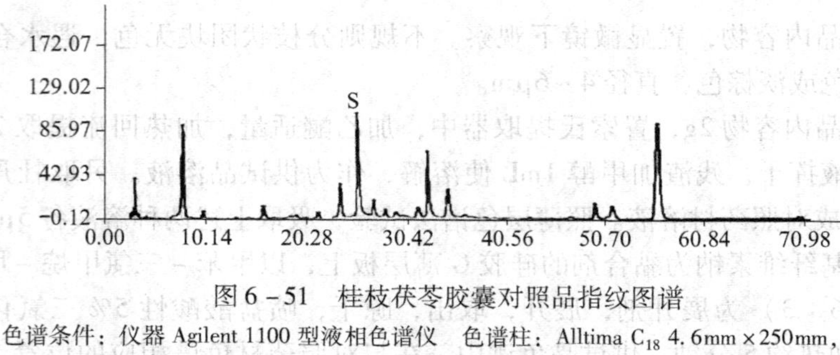

图6－51　桂枝茯苓胶囊对照品指纹图谱

色谱条件：仪器 Agilent 1100 型液相色谱仪　色谱柱：Alltima C_{18} 4.6mm×250mm，5μm

按中药色谱指纹图谱相似度评价系统计算，供试品指纹图谱与对照品指纹图谱的相似度不得低于0.85。

7. 含量测定

（1）丹皮酚

照高效液相色谱法测定。

色谱条件与系统适用性试验：以十八烷基硅烷键合硅胶为填充剂，以甲醇－水（55：45）为流动相；检测波长为274nm。理论塔板数按丹皮酚峰计算应不低于4000。

对照品溶液的制备：取丹皮酚对照品适量，精密称定，加50%乙醇制成每1mL含70μg的溶液，即得。

供试品溶液的制备：取本品内容物，混匀，研细，取约0.2g，精密称定，置具塞锥形瓶中，精密加入50%乙醇25mL，密塞，称定重量，超声处理（功率250W，频率40kHz）30分钟，放冷，再称定重量，用50%乙醇补足减失的重量，摇匀，滤过，取续滤液，即得。

测定：分别精密吸取对照品溶液与供试品溶液各10μL，注入液相色谱仪，测定，即得。

本品每粒含牡丹皮以丹皮酚（$C_9H_{10}O_3$）计，不得少于1.8mg。

（2）芍药苷

照高效液相色谱法测定。

色谱条件与系统适用性：以十八烷基硅烷键合硅胶为填充剂，以乙腈－水－磷酸－三乙胺（15：85：0.08：0.03）为流动性；检测波长230nm。理论塔板数按芍药苷峰计算应不低于4000。

对照品溶液的制备：取芍药苷对照品适量，精密称定，加甲醇制成每1mL含40μg的溶液，即得。

供试品溶液的制备：取本品内容物，混匀，研细，取约0.1g，精密称定，置于具塞锥形瓶中，精密加入甲醇50mL，密塞，称重，超声（250W，40kHz）30分钟，放冷，再称定重量，用甲醇补足减失的重量，摇匀，滤过，取续滤液，即得。

测定：分别精密吸取对照品溶液与供试品溶液各10μL，注入液相色谱仪，测定，即得。

本品每粒含白芍和牡丹皮以芍药苷（$C_{23}H_{28}0_{11}$）计，不得少于3.0mg。

（3）苦杏仁苷

照高效液相色谱法测定。

色谱条件与系统适用性试验：以十八烷基硅烷键合硅胶为填充剂；以甲醇－水（20：80）为流动相；检测波长为218nm。理论塔板数按苦杏仁苷峰计算应不低于4000。

对照品溶液的制备：取苦杏仁苷对照品适量，精密称定，加50%乙醇制成每1mL含40μg的溶液，即得。

供试品溶液的制备：取牡丹皮［含量测定］项下的供试品溶液，即得。

测定：分别精密吸取对照品溶液与供试品溶液各10μL，注入液相色谱仪，测定，即得。

本品每粒含苦杏仁以苦杏仁苷（$C_{20}H_{27}NO_{11}$）计，不得少于0.90mg。

五、作业

1. 描述桂枝茯苓胶囊的性状。
2. 绘制桂枝茯苓胶囊的显微鉴别图。
3. 绘制桂枝茯苓胶囊的薄层色谱图。

4. 计算桂枝茯苓胶囊中丹皮酚、芍药苷、苦杏仁苷的含量。

5. 记录桂枝茯苓胶囊的指纹图谱。

六、思考题

如何评价桂枝茯苓胶囊的质量？

实验六　未知中药材的鉴定

一、实验目的

1. 掌握中药材鉴定内容和鉴定方法。

2. 设计未知中药材的鉴定步骤。

二、实验仪器、试剂及材料

1. 实验仪器

显微镜、紫外分析仪、高效液相色谱仪、气相色谱仪、紫外分光光度计、分析天平等，依据设计方案确定。

2. 试剂

按照实验设计方案准备。

3. 实验材料

未知药材。

三、实验内容

1. 教师给定未知药材、饮片及原植物等实验材料。

2. 学生查阅资料，设计并确定药材鉴定方案，根据确定方案，进行实验仪器及试剂等方面的准备。

3. 依据设计的鉴定方案，开展相关实验，记录实验结果。

4. 结合实验结果，得出鉴定结论并进行实验总结。

四、作业

1. 写出未知药材鉴定的实验设计方案。

2. 记录未知药材鉴定相关实验步骤、实验结果并得出鉴定结论。

五、思考题

1. 简述未知药材鉴定的依据。

2. 简述未知药材鉴定的方法和步骤。简述各种鉴定方法的优缺点。

第七章　中药资源学实验

实验一　药用植物资源野外调查方法与数据处理

一、实验目的

采用样方法或样带法对所调查地区药用植物资源植被类型、种类、名称、数量、储量、地理分布、开发管理现状等进行调查。

1. 描述重点调查的资源植物生物学特性、生境特点。记录经纬度、海拔高度、样方坡度、坡向等特征。

2. 连续观测调查植物的生长发育变化情况，以折线图的形式记录其药用部位的变化（要求：不少于5个测量时间点，建议每间隔10～15天测量一次，每次取平均值）。

3. 以三线表的形式附上所调查主要药用植物资源在样方中的频度、多度、密度等观测结果，可附群落、样方、野外作业现场工作照片等。对结果进行分析并予以简单说明。

二、实验用品及工具

1. 测量仪器

指南针、经纬仪、气压高度表、测绳、计步器。

2. 调查测量设备

钢卷尺、剪刀、标本夹、采集杖、各种表格、记录本、标签。

3. 文具用品

彩笔、铅笔、橡皮、小刀、米尺、绘图薄、资料袋等。

4. 采集工具

铁铲、枝剪、土壤袋、标本夹、标本纸、放大镜。

三、背景资料准备

1. 调查研究之初必须明确目的、要求、对象、范围、深度、工作时间、参加的人数，所采用的方法及预期所获的成果。

2. 对调查研究地和对象的前人研究工作要尽可能地收集资料，加以熟悉，甚至是一些片段的、不完全的资料也要收集，如旅行家札记、县志、地区名录等，都可以收集。

3. 对相关学科的资料也要收集，如地区的气象资料、地质资料、土壤资料、地貌水文资料、林业资料、畜牧业资料以及社会、民族情况等。

四、实验内容

（一）样地选择与样方设置

代表性样地的选择既要反映野生资源分布的普遍意义，又要反映其集中分布的特点。样方的选择采取随机抽样方法进行，一般采用正方形样方。样方大小，一般草本植物采用1～4m^2，灌木为16m^2，乔木和大型灌木为100m^2。样方数目因调查地区特点和群落复杂程度而不同，但一般不能少于30个。

（二）产量计算方法

（1）投影盖度法

投影盖度指某一种药用植物在一定的土壤表面所形成的覆盖面积的比例。它不决定于植株数目和分布状况，而决定于植株的生物学特性。用投影盖度法计算产量时，要计算某种药用植物在样方上的投影盖度和1%盖度上的资源量，然后求出所有样方的投影盖度和1%盖度资源量的均值，乘积则是单位面积上这种药用植物的蓄积量。

其计算公式为：
$$U = X \cdot Y$$

式中：U——样方内某种药用植物平均蓄积量，g/m^2。

X——样方内某种药用植物的平均投影盖度，%。

Y——1%投影盖度药用植物平均重量，g。

投影盖度法适用于成植丛的灌木或草本植物（调查种类是群落中占优势的植物），即适用于较难分出单株个体的药用植物。

（2）样株法

样株法是指调查记名样方内药用植物株数和单株药用植物的平均重量，其乘积即为单位面积上被调查药用植物的蓄积量。

其公式为：
$$W = X_1 \cdot Y_1$$

式中：W——样方面积药用植物平均蓄积量，g/m^2。

X_1——样方内平均株数，n/m^2。

Y_1——单株药用植物的平均重量，g。

样株法适用于木本植物、单株生长的灌木和大的或稀疏生长的草本植物。但对于根茎类和根蘖性药用植物，由于个体界限不清，计算起来比较困难，此时株数的计算常常以一个枝条或一个直立灌木为单位。

药用植物资源的产量是种群中一个变异很大的数量指标，它受许多因素影响，既有植物本身的因素，又有环境因素。植物本身因素主要包括年龄状态、生活力、器官构造和发育情况等。环境因素包括土壤、地被物、水分、光照、坡向、竞争者的存在、种群的地理位置等。因此，为了准确计算产量，应采用回归方程法来计算。

五、作业

记录野外调查药用植物的实验过程并计算药用植物平均蓄积量。

六、思考题

1. 对药用植物资源植被类型、种类、名称、数量、储量、地理分布、开发管理现状等进行调查其方法有哪些？
2. 野外调查前如何进行背景资料的准备？
3. 如何选择样地、设置样方？
4. 如何处理野外调查所获得数据？

实验二　药用植物群落多样性调查与分析

一、实验目的

认识物种的丰富程度与纬度的关系，掌握群落结构类型、组织水平、发展阶段、稳定程度和生境差异。通过调查研究，对药用植物群落作综合分析，找出药用植物群落本身特征和生态环境的关系，以及各类群落之间的相互联系。

二、实验用品及工具

1. 测量仪器

指南针、经纬仪、气压高度表、测绳、计步器。

2. 调查测量设备

钢卷尺、剪刀、标本夹、采集杖、各种表格、记录本、标签。

3. 文具用品

彩笔、铅笔、橡皮、小刀、米尺、绘图薄、资料袋等。

4. 采集工具

铁铲、枝剪、土壤袋、标本夹、标本纸、放大镜。

三、实验内容

（一）样地的设置

1. 取样数目

如果群落内部药用植物分布和结构都比较均一，则采用少数样地；如果群落结构复杂且变化较大、药用植物分布不规则时，则应提高取样数目。

2. 取样技术

无样地取样技术（指不规定面积的取样，如点四分法）、有样地取样技术［指有规定面积的取样，如样方法（最小面积调查法）、样线法］。

(1) 样方法

在一块样地单位上选定样点，将仪器放在样点的中心，水平向正北 0°、东北 45°、正东 90°引方向线，量取相应的长度，则四点可构成所需大小的样方。

① 样方的范围：选择具有代表性的小面积统计植物种类数目，并逐步向外围扩大，同时登记新发现的植物种类，直到基本不再增加新种类为止。

② 面积扩大的方法

从中心向外逐步扩大法：通过中心点 O 作两条互相垂直的直线。在两条线上依次定出距离中心点等距的位置。将等距的四个点相连后即可得到不同面积的小样方，在这些小样地中统计药用植物种数（图 7－1）。

从一点向一侧逐步扩大法：通过原点作两条直角线为坐标轴。在线上依次取距离原点的不同位置，各自作坐标轴的垂线分别连成一定面积的小样地，统计药用植物种数（图 7－2）。

成倍扩大样地面积法：按照图 7－3 所示方法逐步扩大，每一级面积均为前一级面积的 2 倍。

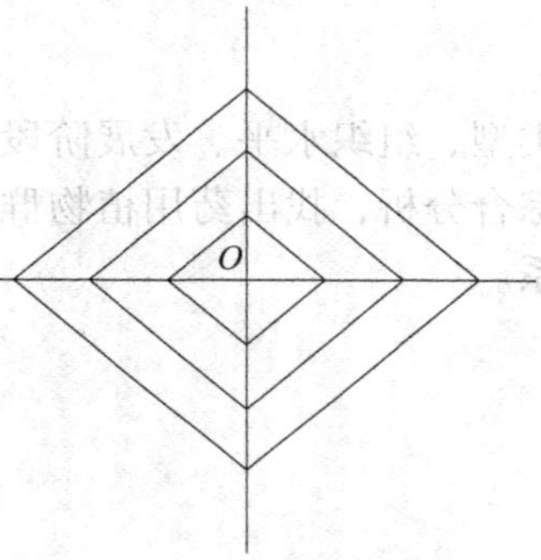

图 7－1　从中心向外逐步扩大法图示

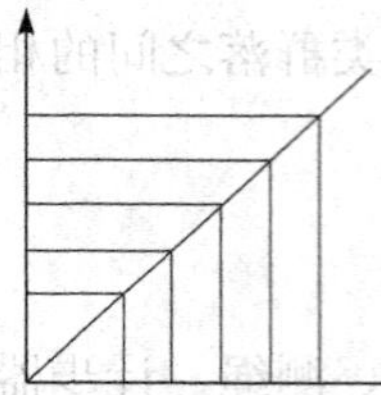

图 7－2　从一点向一侧逐步扩大法图示

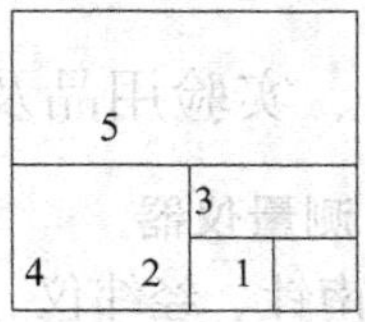

图 7－3　成倍扩大样地面积法图示

记录方法：以面积大小为 x 轴，以种数为 y 轴，填入每次扩大面积后所调查的数值，并连成平滑曲线，则曲线上由陡变缓之处相对应的面积就是群落的最小面积。

药用植物群落调查所用的最适样方大小：乔木层常用样方大小为 10m × 10m ~ 40m × 50m，灌木层为 4m × 4m ~ 10m × 10m，草本层为 1m × 1m ~ 3m × 3m。

样方数目：乔木：2 个；灌木：3 个；草本：5 个。

（2）样线法

① 样线的设置：主观选定一块代表地段，并在该地段的一侧设一条线（基线）。然后沿基线用随机或系统取样选出待测点（起点）。沿起点分别布线进行调查。

② 样线的长度和取样数目：草本：6 条 10m 样线；灌木：10 条 30m 样线；乔木：10 条 50m 样线。

③ 样线的记录：在样线两侧 0.5m 范围内记录每种药用植物的个体数（N）。

（3）四分法（中心点四分法，中点象限法）

① 样点选定：在选定调查地块之后，在调查地块内随机布点（样点）。每个调查地段的取样点理论值至少要 20 个点。

② 建立象限：将事先准备好的“十字架”中心点与任一样点重合。在地面上构成四个象限。

③ 测定：在每一象限内找到最靠近中心点的个体。

（二）药用植物群落调查指标的测定方法

1. 测定盖度

盖度 =（一个种的密度/所有种的密度）×100%

2. 测定频度

频度是指某一种药用植物所出现的样方数占总样方数的百分率。

$$频度 = \frac{出现该种的样方数}{样方总数} \times 100\%$$

3. 生物量的测定

方法：直接收割法。直接将药用植物体地上枝叶及繁殖器官全部割下来测定鲜重和干重（烘干或晒干）。

4. 蓄积量

草本药用植物：蓄积量的计算公式是：

$$W = d \cdot F \cdot S$$

注：W：总蓄积量。d：单位面积上药用植物可利用部位的生物量。F：药用植物的频度。S：草本药用植物种群分布面积。

木本药用植物：蓄积量的测定较为困难，一般须应用航空照片进行抽样调查，再采用比估计法和回归估测法来完成。

5. 测定多度

多度是指单位面积（样方）上某个种的全部个体数。通常采用多度等级制表示，习惯用的符号是：

背景化（Soc）：药用植物地上部分的郁闭形成背景。

多（Cop）：药用植物生长很好，个体数目很多，但未达到背景化。

稀疏（Sp）：药用植物数量不多，稀疏散生。

零落（Sol）：药用植物的个体很稀少。

计算公式：$M = 1/D = R/q$

其中：M：多度。D：密度。R：统计样方总数。q：在样地内所调查到的某种特定种的平均个体数。

（三）药用植物种群特征调查

1. 种群的年龄调查

（1）年龄结构调查

种群的年龄结构是种群内不同年龄的个体的分布或组配情况。

① 同龄：一年生植物种群的年龄结构通常是同龄的。

② 异龄：多年生植物种群的年龄结构通常是异龄的。

（2）种群的年龄比率调查

① 增长型种群：是指幼年个体占总体百分比很大，老年个体百分比很小，处于继续发展和扩大状态的种群。

② 稳定型种群：老年和幼年个体数比例近于相等，处于稳定状态的种群。

③ 衰退型种群：指幼年个体较少，老龄个体较多，处于逐渐衰退状态的种群。

（3）种群调查指标

种群年龄结构的调查是一项困难极大的工作。主要是植物的具体年龄不容易识别。通常可参考以下项目作为调查指标：

① 有生活能力的种子（果实）或能传播的营养繁殖体在单位面积土壤上的数量。

② 幼苗个体数。

③ 少龄个体数。

④ 青年个体数。

⑤ 壮年营养体个体数。

⑥ 生殖期个体数。

⑦ 处于生殖期结束后的生长期个体数。

⑧ 以根茎或其他地下休眠器官的形式处于强迫休眠状态的个体数。

这种划分方法，是依据个体在年龄上和生活状态上的差异相联系而划分的，叫物候期组成划分法。

2. 种群的性比结构

种群的性比结构是一个雌雄异株植物种群的所有个体或某个年龄级别个体中雌株与雄株个体数目的比例。性比结构是种群结构的一个重要因素，对于雌雄异株种群发展具有很大影响。生态群落中性比结构严重失调的植物是渐趋灭绝的种类。

S（性比）＝（M/F）×100%

M：雄性个体数。

F：雌性个体数。

3. 种群数量特征的调查

种群数量特征调查的定量参数：①密度；②盖度；③频度；④生物量。

四、调查结果

调查采用成倍扩大样地面积调查方法。

五、药用植物群落调查工作的注意事项

1. 表格中种的名称、产地等，必须记录清楚，以备查询。

2. 在进行重点调查时，种类数目、特征、栽培历史、技术经验等，均应一一顾及，不能遗漏任何一个种。

3. 调查时，应注意自然环境变化对物种物候期及生长发育的影响，必须把种类特性、栽培技术、自然环境等因素结合起来。

4. 每调查一个种，都应注意选定丰产母株，仔细观察记载其特征、特性、栽培技术、立地条件，以备将来采集繁殖材料，进行生产推广。

5. 调查中应随时注意新种、变种、芽条变异等，并加以记载和收集。

6. 调查的植株，应选择在盛果期而有代表性的植株。幼苗、衰老植株、病虫植株不宜记载。

7. 调查用的表格，主要记载特别重要的特征、特性。记载时，应以品质、产量、贮藏力、各种抗性以及栽培技术和对环境条件的要求等为重点；形态方面，主要记载重要的外部特征。

8. 调查时，每种应采集枝、叶、花的标本各 4 份，大型果实标本 20 个，小型果实标本 45 个，并进行登记编号、拍摄照片。

9. 调查资料应以地区为界，采取边调查、边整理、边分析、边总结的工作方法，不可拖延、积压和遗漏。

10. 调查时，除长期驻点调查外，一般季节性调查，应在开花期及果实成熟期分别进行。

六、作业

记录药用植物种群调查实验过程，并填写表 7-1。

表 7-1　药用植物种群特征调查表

种类		名称	
数量		产地	
调查项目		调查项目	
群落名称		群落大小	
群落分层		所属层级	
种群年龄		种群性比	
盖度		频度	
蓄积量		生物量	
多度		生活强度	
周围环境		指示特征	

七、思考题

1. 药用植物群落本身特征和生态环境的关系有哪些？
2. 如何进行药用植物种群的年龄调查？
3. 药用植物群落调查测定的指标有哪些？
4. 种群年龄调查的注意事项有哪些？

实验三　药用资源植物引种栽培调查

一、实验目的

1. 了解药用资源植物引种栽培的技术要点。
2. 掌握药用资源植物引种栽培气候相似性程度的分析方法。

二、实验用品及工具

1. 测量仪器

指南针、经纬仪、气压高度表、测绳、计步器。

2. 调查测量设备

钢卷尺、剪刀、标本夹、采集杖、各种表格、记录本、标签。

3. 文具用品

彩笔、铅笔、橡皮、小刀、米尺、绘图簿、资料袋等。

4. 采集工具

铁铲、枝剪、土壤袋、标本夹、标本纸、放大镜。

三、调查内容

调查指定地区或单位药用资源植物引种栽培现状；分析药用资源植物引种栽培成败的原因。

在引种过程中，要始终遵循气候相似和植物个体生态相似的原则，以国家确定的珍稀濒危药用植物、有重要科研价值物种和有重要经济发展潜力物种为重点。在引种方法上采取多种渠道，在项目实施之初，制定药用植物引种工作不拘形式的原则，采取“引种手段多样化、引种人员多层次、引种渠道多方面、引种范围多区域”的方针。国外主要是加强国际合作与交流，签署多种协议、备忘录等，建立战略性合作伙伴，在他们的协助下进行药用植物考察，成批引进药用植物。此外可以通过种苗交换和网上购买的方法拓展药用植物引种渠道，扩大国外药用植物引种范围与数量。

引种的原则和方向：首先引种依据自然地理区域相似或相近、气候相近地区引种成功率较高的原则进行，重点在忍耐性幅度宽、分布广、抗寒性强的科属中进行。考虑与国外交往频繁的纬度相近的大城市，因为其引种材料丰富，且多数已在当地驯化，可塑性加强，引种的成功机会大；引种的药用植物必须有较强的繁殖能力和适应能力，具有较高的药用价值。

四、引种程序调查

1. 药用植物选择引种植物应该首先根据生态因子、引种目的而定，同时还应考虑药用植物的适应性、种子供应情况等来综合评判。①影响药用植物选择的主要因子包括气候（气温、降水及湿度、风、气象综合影响）、土壤（土壤 pH、土壤排水性及通气性、土壤养分、土壤温度、土壤微生物）、地形等生态因子以及病虫害因子；②气候相似性原理方法（组成样本：选取 n 个空间点及 m 个气候因素所形成的样本集；数据标准化处理；根据欧氏距离公式求算每两地之间的距离）。

2. 引种信息调查，包括：①引种药用植物的地理分布、起源中心、分布区的生态条件和历史生态条件调查；②引种药用植物的形态、生长发育、适应性、病虫害情况、用途、经济价值与市场情况；③引种药用植物的栽培技术；④该药用植物在各地引种情况。

3. 引种试验阶段包括初选试验、区域性试验、生产性试验调查。

五、作业

试评价你所调查的引种药用植物的使用价值。

六、思考题

1. 简述药用植物引种栽培成败的评价标准。
2. 如何引种栽培药用植物？
3. 简述药用植物引种的原则与方向。

附录 常用试剂的配制

乙醇制氨试液 取无水乙醇，加浓氨溶液使每100mL中含NH_3 9~11g，即得。本液应置橡皮塞瓶中保存。

乙醇制硫酸试液 取硫酸57mL，加乙醇稀释至1000mL，即得。本液含H_2SO_4应为9.5%~10.5%。

乙醇制溴化汞试液 取溴化汞2.5g，加乙醇50mL，微热使溶解，即得。本液应置玻璃塞瓶中，在暗处保存。

二乙基二硫代氨基甲酸银试液 取二乙基二硫代氨基甲酸银0.25g，加三氯甲烷适量与三乙胺1.8mL，加三氯甲烷至100mL，搅拌使溶解，放置过夜，用脱脂棉滤过，即得。本液应置棕色玻璃瓶中，密塞，置阴凉处保存。

二硝基苯试液 取间二硝基苯2g，加乙醇使溶解成100mL，即得。

二硝基苯甲酸试液 取3,5-二硝基苯甲酸1g，加乙醇使溶解成100mL，即得。

二硝基苯肼乙醇试液 取2,4-二硝基苯肼1g，加乙醇1000mL使溶解，再缓缓加入盐酸10mL，摇匀，即得。

二硝基苯肼试液 取2,4-二硝基苯肼1.5g，加硫酸溶液（1→2）20mL，溶解后，加水使成100mL，滤过，即得。

三硝基苯酚试液 本液为三硝基苯酚的饱和水溶液。

三氯化铁试液 取三氯化铁9g，加水使溶解成100mL，即得。

三氯化铝试液 取三氯化铝1g，加乙醇使溶解成100mL，即得。

三氯化锑试液 本液为三氯化锑饱和的三氯甲烷溶液。

水合氯醛试液 取水合氯醛50g，加水15mL，甘油10mL使溶解，即得。

甘油乙醇试液 取甘油、稀乙醇各1份，混合，即得。

甘油醋酸试液 取甘油、50%醋酸与水各1份，混合，即得。

四苯硼钠试液 取四苯硼钠0.1g，加水使溶解成100mL，即得。

对二甲氨基苯甲醛试液 取对二甲氨基苯甲醛0.125g，加无氮硫酸65mL与水35mL的冷混合液溶解后，加三氯化铁试液0.05mL，摇匀，即得。本液配制后在7日内应用。

亚铁氰化钾试液 取亚铁氰化钾1g，加水10mL使溶解，即得。本液应临用新制。

亚硝基铁氰化钠试液 取亚硝基铁氰化钠1g，加水使溶解成20mL，即得。本液应临用新制。

亚硝酸钠乙醇试液 取亚硝酸钠5g，加60%乙醇使溶解成1000mL，即得。

亚硝酸钴钠试液　取亚硝酸钴钠10g，加水使溶解成50mL，滤过，即得。

过氧化氢试液　取浓过氧化氢溶液（30%），加水稀释成3%的溶液，即得。

苏丹Ⅲ试液　取苏丹Ⅲ0.01g，加90%乙醇5mL溶解后，加甘油5mL，摇匀，即得。本液应置棕色的玻璃瓶中保存，在2个月内应用。

吲哚醌试液　取α,β－吲哚醌0.1g，加丙酮10mL溶解后，加冰醋酸1mL，摇匀，即得。

钌红试液　取10%醋酸钠溶液1～2mL，加钌红适量使呈酒红色，即得。本液应临用新制。

间苯三酚试液　取间苯三酚0.5g，加乙醇使溶解成25mL，即得。本品应置玻璃塞瓶中，在暗处保存。

间苯三酚盐酸试液　取间苯三酚0.1g，加乙醇1mL，再加盐酸9mL，混匀。本液应临用新制。

茚三酮试液　取茚三酮2g，加乙醇使溶解成100mL，即得。

钒酸铵试液　取钒酸铵0.25g，加水使溶解成100mL，即得。

变色酸试液　取变色酸钠50mg，加硫酸与水的冷混合液（9：4）100mL使溶解，即得。本液应临用新制。

草酸铵试液　取草酸铵3.5g，加水使溶解成100mL，即得。

茴香醛试液　取茴香醛0.5mL，加醋酸50mL使溶解，加硫酸1mL，摇匀，即得。本液应临用新制。

钨酸钠试液　取钨酸钠25g，加水72mL溶解后，加磷酸2mL. 摇匀，即得。

品红亚硫酸试液　取碱式品红0.2g. 加热水100mL溶解，放冷，加亚硫酸钠溶液（1→10）20mL、盐酸2mL，用水稀释至200mL，加活性炭0.1g，搅拌并迅速滤过，放置1小时以上，即得。本液应临用新制。

香草醛试液　取香草醛0.1g，加盐酸10mL使溶解，即得。

香草醛硫酸试液　取香草醛0.2g，加硫酸10mL使溶解，即得。

氢氧化钙试液　取氢氧化钙3g，置玻璃瓶中，加水1000mL，密塞，时时猛力振摇，放置1小时，即得。用时倾取上清液。

氢氧化钠试液　取氢氧化钠4.3g，加水溶解成100mL，即得。

氢氧化钡试液　取氢氧化钡，加新沸过的冷水使成饱和溶液，即得。本液应临用新制。

氢氧化钾试液　取氢氧化钾6.5g，加水使溶解成100mL，即得。

重铬酸钾试液　取重铬酸钾7.5g，加水使溶解成100mL，即得。

重氮对硝基苯胺试液　取对硝基苯胺0.4g，加稀盐酸20mL与水40mL使溶解，冷却至15℃，缓缓加入10%亚硝酸钠溶液，至取溶液1滴能使碘化钾淀粉试纸变为蓝色，即得。本液应临用新制。

重氮苯磺酸试液　取对氨基苯磺酸1.57g，加水80mL与稀盐酸10mL，在水浴上加热溶解后，放冷至15℃，缓缓加入亚硝酸钠溶液（1→10）6.5mL，随加随搅拌，再加水稀释至100mL，即得。本液应临用新制。

盐酸羟胺试液　取盐酸羟胺3.5g，加60%乙醇使溶解成100mL，即得。

钼硫酸试液　取钼酸铵0.1g，加硫酸10mL使溶解，即得。

钼酸铵试液　取钼酸铵10g，加水使溶解成100mL，即得。

钼酸铵硫酸试液　取钼酸铵2.5g，加硫酸15mL，加水使溶解成100mL，即得。本液配制后两周内应用。

铁氰化钾试液　取铁氰化钾1g，加水10mL使溶解，即得。本液应临用新制。

氨试液　取浓氨溶液400mL，加水使成1000mL，即得。

浓氨试液　用"浓氨溶液"。

氨制硝酸银试液　取硝酸银1g，加水20mL溶解后，滴加氨试液，随加随搅拌，至初起的沉淀将近全溶，滤过，即得。本液应置棕色瓶中，在暗处保存。

氨制氯化铜试液　取氯化铜22.5g，加水200mL溶解后，加浓氨试液100mL，摇匀，即得。

高锰酸钾试液　可取用高锰酸钾滴定液（0.02mol/L）。

高氯酸试液　取70%高氯酸13mL，加水500mL，用70%高氯酸精确调至pH 0.5，即得。

高氯酸铁试液　取70%高氯酸10mL，缓缓分次加入铁粉0.8g，微热使溶解，放冷，加无水乙醇稀释至100mL，即得。用时取上液20mL，加70%高氯酸6mL，用无水乙醇稀释至500mL。

α-萘酚试液　取15%的α-萘酚乙醇溶液10.5mL，缓缓加硫酸6.5mL，混匀后再加乙醇40.5mL及水4mL，混匀，即得。

硅钨酸试液　取硅钨酸10g，加水使溶解成100mL，即得。

硝铬酸试液　①取硝酸10mL，加入100mL水中，混匀。②取三氧化铬10g，加水100mL使溶解。用时将两液等量混合，即得。

硝酸汞试液　取黄氧化汞40g，加硝酸32mL与水15mL使溶解，即得。本液应置玻璃塞瓶中，在暗处保存。

硝酸银试液　可取用硝酸银滴定液（0.1mol/L）。

硫化氢试液　本液为硫化氢的饱和水溶液。本液置棕色瓶中，在暗处保存。本液如无明显的硫化氢臭，或与等容的三氯化铁试液混合时不能生成大量的硫黄沉淀，即不适用。

硫化钠试液　取硫化钠1g，加水使溶解成10mL，即得。本液应临用新制。

硫代乙酰胺试液　取硫代乙酰胺4g，加水使溶解成100mL，置冰箱中保存。临用前取1.0mL，加入混合液（由1mol/L氢氧化钠溶液15mL、水5.0mL及甘油20mL组成）10mL，置水浴上加热20秒钟，冷却，立即使用。

硫脲试液　取硫脲10g，加水使溶解成100mL，即得。

硫氰酸汞铵试液　取硫氰酸铵5g与二氯化汞4.5g，加水使溶解成100mL，即得。

硫氰酸铵试液　取硫氰酸铵8g，加水使溶解成100mL，即得。

硫酸亚铁试液　取硫酸亚铁结晶8g，加新沸过的冷水100mL使溶解，即得。本液应临用新制。

硫酸汞试液　取黄氧化汞5g，加水40mL后，缓缓加硫酸20mL，随加随搅拌，再加水40mL，搅拌使溶解，即得。

硫酸铜试液　取硫酸铜12.5g，加水使溶解成100mL，即得。

硫酸镁试液　取未风化的硫酸镁结晶12g，加水使溶解成100mL，即得。

紫草试液　取紫草粗粉10g，加90%乙醇100mL，浸渍24小时后，滤过，滤液中加入等量的甘油，混合，放置2小时，滤过，即得。本液应置棕色玻璃瓶中，在2个月内应用。

氯试液　本液为氯的饱和水溶液。本液应临用新制。

氯化亚锡试液　取氯化亚锡1.5g，加水10mL与少量的盐酸使溶解，即得。本液应临用新制。

氯化金试液　取氯化金1g，加水35mL使溶解，即得。

氯化钙试液　取氯化钙7.5g，加水使溶解成100mL，即得。

氯化钠明胶试液　取明胶1g与氯化钠10g，加水100mL，置不超过60℃的水浴上微热使溶解。本液应临用新制。

氯化钡试液　取氯化钡的细粉5g，加水使溶解成100mL，即得。

氯化铂试液　取氯铂酸2.6g，加水使溶解成20mL，即得。

氯化铵试液　取氯化铵10.5g，加水使溶解成100mL，即得。

氯化铵镁试液　取氯化镁5.5g与氯化铵7g，加水65mL溶解后，加氨试液35mL，置玻璃瓶中，放置数日后，滤过，即得。本液如显浑浊，应滤过后再用。

氯化锌碘试液　取氯化锌20g，加水10mL使溶解，加碘化钾2g溶解后，再加碘使饱和，即得。本液应置棕色玻璃瓶中保存。

氯酸钾试液　本液为氯酸钾的饱和硝酸溶液。

稀乙醇　取乙醇529mL，加水稀释至1000mL，即得。本液在20℃时含 C_2H_5OH 应为49.5%~50.5%（mL/mL）。

稀甘油　取甘油33mL，加水稀释使成100mL，再加樟脑一小块或液化苯酚1滴，即得。

稀盐酸　取盐酸234mL，加水稀释至1000mL，即得。本液含HCl应为9.5%~10.5%。

稀硝酸　取硝酸105mL，加水稀释至1000mL，即得。本液含 HNO_3 应为9.5%~10.5%。

稀硫酸　取硫酸57mL，加水稀释至1000mL，即得。本液含 H_2SO_4 应为9.5%~10.5%。

稀醋酸　取冰醋酸60mL，加水稀释至1000mL，即得。

碘试液　可取用碘滴定液（0.05mol/L）。

碘化汞钾试液　取二氯化汞1.36g，加水60mL使溶解，另取碘化钾5g，加水10mL使溶解，将二液混合，加水稀释至100mL，即得。

碘化钾试液　取碘化钾16.5g，加水使溶解成100mL，即得。本液应临用新制。

碘化钾碘试液　取碘0.5g与碘化钾1.5g，加水25mL使溶解，即得。

碘化铋钾试液　取碱式硝酸铋0.85g，加冰醋酸10mL与水40mL溶解后，加碘化钾溶液（4→10）20mL，摇匀，即得。

改良碘化铋钾试液　取碘化铋钾试液1mL，加0.6mol/L盐酸溶液2mL，加水至

10mL，即得。

稀碘化铋钾试液 取碱式硝酸铋0.85g，加冰醋酸10mL与水40mL溶解后，即得。临用前取5mL，加碘化钾溶液（4→10）20mL，再加冰醋酸20mL，用水稀释至100mL，即得。

硼酸试液 本液为硼酸饱和的丙酮溶液。

溴百里香酚蓝试液 取溴百里香酚蓝0.3g，加1mol/L的氢氧化钠溶液5mL使溶解，加水稀释至1000mL，即得。

溴试液 取溴2~3mL，置用凡士林涂塞的玻璃瓶中，加水100mL，振摇使成饱和的溶液，即得。本液应置暗处保存。

福林酚试液 福林酚试液A：取4%碳酸钠溶液与0.2mol/L的氢氧化钠溶液等体积混合（溶液甲）；取0.04mol/L硫酸铜溶液与2%酒石酸钠溶液等体积混合（溶液乙），用时将溶液甲、溶液乙两种溶液按50：1混合，即得。福林酚试液B：取钨酸钠100g、钼酸钠25g，加水700mL、85%磷酸50mL与盐酸100mL，置磨口圆底烧瓶中，缓缓加热回流10小时，放冷，再加硫酸锂150g、水50mL和溴数滴，加热煮沸15分钟，冷却，加水稀释至1000mL，滤过，滤液作为贮备液，置棕色瓶中。临用前加水一倍，摇匀，即得。

酸性氯化亚锡试液 取氯化亚锡20g，加盐酸使溶解成50mL，滤过，即得。本液配制后3个月内应用。

碱式醋酸铅试液 取一氧化铅14g，加水10mL，研磨成糊状，用水10mL洗入玻璃瓶中，加醋酸铅22g的水溶液70mL，用力振摇5分钟。后时时振摇，放置7天，滤过，加新沸过的冷水使成100mL，即得。

碱性三硝基苯酚试液 取1%三硝基苯酚溶液20mL，加5%氢氧化钠溶液10mL，用水稀释至100mL，即得。本液应临用新制。

碱性盐酸羟胺试液 ①取氢氧化钠12.5g，加无水甲醇使溶解成100mL；②取盐酸羟胺12.5g，加无水甲醇100ml，加热回流使溶解。

用时将两液等量混合，滤过，即得。本液应临用新制，配制后4小时内应用。

碱性酒石酸铜试液 ①取硫酸铜结晶6.93g，加水使溶解成100mL；②取酒石酸钾钠结晶34.6g与氢氧化钠10g，加水使溶解100mL。用时将两液等量混合，即得。

碱性β-萘酚试液 取β-萘酚0.25g，加氢氧化钠溶液（1→10）10mL使溶解，即得。本液应临用新制。

碱性碘化汞钾试液 取碘化钾10g，加水10mL溶解后，缓缓加入二氯化汞的饱和水溶液，随加随搅拌，至生成的红色沉淀不再溶解，加氢氧化钾30g，溶解后，再加二氯化汞的饱和水溶液1mL或1mL以上，并用适量的水稀释使成200mL，静置，使沉淀，即得。用时倾取上层的澄明液应用。〔检查〕取本液2mL，加入含氨0.05mg的水50mL中，应即时显黄棕色。

碳酸钠试液 取一水合碳酸钠12.5g或无水碳酸钠10.5g，加水使溶解成100mL，即得。

碳酸氢钠试液 取碳酸氢钠5g，加水使溶解成100mL，即得。

碳酸铵试液 取碳酸铵20g与氨试液20mL，加水使溶解成100mL，即得。

醋酸汞试液　取醋酸汞5g，研细，加温热的冰醋酸使溶解成100mL，即得。本液应置棕色玻璃瓶中，密闭保存。

醋酸铅试液　取醋酸铅10g，加新沸过的冷水溶解后，滴加醋酸使溶液澄清，再加新沸过的冷水使成100mL，即得。

醋酸氧铀锌试液　取醋酸氧铀10g，加冰醋酸5mL与水50mL，微热使溶解，另取醋酸锌30g，加冰醋酸3mL与水30mL，微热使溶解，将两液混合，放冷，滤过，即得。

醋酸铵试液　取醋酸铵10g，加水使溶解成100mL，即得。

镧试液　取氧化镧（La_2O_3）5g，用水润湿，缓慢加盐酸25mL使溶解，并用水稀释成100mL，静置过夜，即得。

磷钨酸试液　取磷钨酸1g，加水使溶解成100mL，即得。

磷钼钨酸试液　取钨酸钠100g、钼酸钠25g，加水700mL使溶解，加盐酸100mL、磷酸50mL，加热回流10小时，放冷，再加硫酸锂150g、水50mL和溴0.2mL，煮沸除去残留的溴（约15分钟），冷却，加水稀释至1000mL，滤过，即得。本液不得显绿色（如放置后变为绿色，可加溴0.2mL，煮沸除去多余的溴即可）。

磷钼酸试液　取磷钼酸5g，加无水乙醇使溶解成100mL，即得。

磷酸氢二钠试液　取磷酸氢二钠结晶12g，加水使溶解成100mL，即得。

糠醛试液　取糠醛1mL，加水使溶解成100mL，即得。本液应临用新制。

鞣酸试液　取鞣酸1g，加乙醇1mL，加水溶解并稀释至100mL，即得。本液应临用新制。